アメジスト・タブレット・プロローグ

＜純粋冥想の道標＞

ダンテス・ダイジ 著

JN247040

森北出版株式会社

●本書のサポート情報を当社Webサイトに掲載する場合があります．下記のURLにアクセスし，サポートの案内をご覧ください。

http://www.morikita.co.jp/support/

●本書の内容に関するご質問は，森北出版 出版部「(書名を明記)」係宛に書面にて，もしくは下記のe-mailアドレスまでお願いします．なお，電話でのご質問には応じかねますので，あらかじめご了承ください．

editor@morikita.co.jp

●本書により得られた情報の使用から生じるいかなる損害についても，当社および本書の著者は責任を負わないものとします．

■本書に記載している製品名，商標および登録商標は，各権利者に帰属します．

■本書を無断で複写複製（電子化を含む）することは，著作権法上での例外を除き，禁じられています．複写される場合は，そのつど事前に(社)出版者著作権管理機構（電話 03-3513-6969，FAX 03-3513-6979，e-mail：info@jcopy.or.jp）の許諾を得てください．また本書を代行業者等の第三者に依頼してスキャンやデジタル化することは，たとえ個人や家庭内での利用であっても一切認められておりません．

序言

あらゆる冥想も、
あらゆるセラピー、ムーヴメントも、
あらゆる宗教・思想・イデオロギーも、
おおよそ、
あらゆる人間性の営為が、
人間の根源苦、
一切万象の根本無明に対して
いかなる効能もないことを見抜く時、
私達は初めて、
人間苦そのもの・根本無明そのもの、
私達にとっての、
全現実そのものを、
ただ、
見守り、聞き守り、生きていく。

序　　　言

これが、
純粋冥想の発心修行である。
純粋冥想には、初めがあって終りがない。
そして、
純粋冥想には、初めも終りもない、
全体者の多様多元の戯れなるがゆえに。

あらゆる人間行為が、
情熱の最極点で行なわれ、
そこに、洞察と直観がともなう場合には、
行為は、必然的に無行為の入口へ
すなわち絶対無の行為の入口へ
純粋冥想へと変容する。
それは、また、
情熱・憧憬の最高形態、
渇望の最高開放である、
全面否定を通過するということでもある。

全面否定は、全面肯定自身が、人間に現れ出る出かたの一つだ。

ヨーガとは、純粋冥想へ到るための合理的な行為の連鎖的な体系である。したがって、ハタ・ヨーガから始まる全ヨーガ的な努力は、チャクラやクンダリニーというイメージやヴィジョンのマインド・ゲームではない、身体上の死の超越すなわち不死性の獲得たる真実のクンダリニー・ヨーガへ到達するはずである。

また、一切の仮設を排除した知的全面的探索は、ジュナーナ・ヨーガと呼ばれていたものだが、むしろ、真実の公案禅において完璧な結晶化が見られる。

そして、人間性の救済への一切の努力が無意味であることが知的にではなく、全面的に理解されれば、そこに真実の只管打坐が、果てしなく開けている。

絶対者の体得・絶対の全面的覚醒を、純粋冥想とすると、それが、どのような違ったアプローチに見えようとも、結局は、禅か、クンダリニー・ヨーガに包含されている。

最終的には、絶対者の究極的覚醒は、同一だとしても、それぞれのアプローチには、それぞれのニュアンスの違いが、最後までつきまとうことは、否定できない。

今、禅とクンダリニー・ヨーガに限って、絶対者のどの側面が強調されるかを見てみよう。

公案禅は、絶対者の大自然と肉体生命として現出した機能的側面。クンダリニー・ヨーガは、肉体すなわちボディ・マインドの死後と絶対者の多次元存在として現出している全実在の構造的側面。そして只管打坐は、絶対者のニルヴァーナとしての非根源的な根源的側面が、それぞれ強調されている。

以上は、真正の公案禅・クンダリニー・ヨーガが、只管打坐に関しての、その重点的な側面もしくは位相、すなわちニュアンスの違いである。

そして、真正の禅もしくはヨーガなどの純粋冥想は、真正の覚者との出会い抜きには、あり得ない。それが、純粋冥想が決してメソッドやセラピーとして成立しえないゆえんである。

真正の覚者についての、いかなる規定も説明も無意味である。彼には、いかなる特定の立場も質もない。　彼は、究極的覚醒そのものであるが、覚醒の何たるかを一度も垣間見たことのないあなたにとって、覚醒を見わける方法も手段も、その眼力もない。　したがって、苦悩するあなたにとって、真正の覚者は、決してわからないのである。

真正の覚者なしでは、純粋冥想はあり得ない。あなたは、覚者の行為しているその形式を実践することはできる。だが、あなたの覚者とその行為形式とは、まったくの欺瞞である。　それは、最悪の狂信的イデオロギーになる可能性を持っているという点で、単なる社会的欺瞞よりも、たちが悪い。

ここで、あなたは、成熟し切った自我とは何であるかを理解しなければならない。成熟し切った自我とは、いつでも死ぬ準備のできている自我である。　成熟とは、世界とか社会とかに順応して、いわゆる円満な人格になった自我ではない。順応とか適応とかは、一つの妥協であり自己欺瞞にすぎない。

成熟し切った自我は、単に生きのびるために、決して自我の渇望や情熱を妥協させ摩滅させはしない。成熟し切った自我は、私達一切の苦悩と混乱との諸問題からの全面的開放のために、額面通り命がけである。

そして、自我は、自我という欲望が、問題を作り出していて、それが、解決不可能であることを全面的に知っている。つまり成熟し切った自我は、いつでも死ぬ準備ができている。

この時、あなたは、真正の覚者と出会うに必要な直観を得る可能性を持つ。真実の覚者が何であるかわかるに必要な空白を持つ可能性がある。

純粋冥想には、初めも終りもない。純粋冥想は、人間性が把握できるいかなる属性も持っていない。そして純粋冥想のみが、全面的平和と全面的幸福の何たるかを人類に、明示できるのである。

あたりまえに考えると、この人類は奇妙な文明と称する何ものかを生きている。

生とは何か？
死とは何か？
私とは何か？
存在とは何か？
真の幸福とは何か？

これらは、それぞれに分割できぬ全体をなしているのだが、人類史上、ごく少数の人々を除いて、これらが解明され実現されたことはなかった。この余りにも、あたりまえな前提を抜きにして、人類は、便利さ、快適さ、快楽・幸福を追求して、文明と称する何かを作り出している。そして、今や、人類全体をたやすく滅亡させることのできる巨大兵器を持て遊んでいる。

余りにも、あたりまえな基本抜きでは、単なる欲望追求の複雑化は、自滅に至って終るだけだというのに。

こころみに問う。

欲望とは何か？

人間とは何か？

これは、哲学的あるいは宗教的あるいは、どのような一定の立場の命題にもなり得ない。

目次

おとぎ話し

いわゆるアトランテス文明は、その最盛期に、真実の冥想にもとづいた、幸福と繁栄とを実現していた。

その冥想の本質とは、現代流に言えば、真正の禅と真正のヨーガとの、ホーリーな（whoーly：全的な）統合であった。それを仮りにアメンティー・タントリズムと名付けて置く。

その至福な文明の終末を予知した一部の覚者達は、アメンティー・タントリズムの真髄を、後世の人類に残そうとして、水没するアトランテス大陸から、離散していった。

そのアメンティー・タントリズムの一種のタイム・カプセルが、エメラルド・タブレットとか、ギゼーのピラミッドなどに相当するわけである。したがって、タブレットとは、単に粘土板のみと固定的に考える必要はない。アメンティー・タントリズムが、含まれている超古代史上の遺物を、エメラルド・タブレットの名称で総合しても、別にたいした問題ではない。

それらの現時点までに発見されたものを、いくつかあげてみよう。

ユカタン半島に渡ったエメラルド・タブレット。

ウイグル帝国に渡ったナーカル粘土板。

エジプトに渡った神官トスによるエメラルド・タブレット。

同じくエジプトに渡った智の宮の科学者ラ・ターによるギゼーのピラミッド。

神官トスの転生であるヘルメス・トリスメギストスによるエメラルド・タブレット。

バミューダの海底や、その他各地に点在する太陽神殿ピラミッド。

中国に渡った黄帝の太極と陰陽とからなる周易以前のオリジナル易経。

日本に渡ったスサノオのオリジナル古事記と古神道。

そして、アメンティー神殿でも、異端派に属していたダンテス・ケンタウロス・ポティダンによるメシアン・タブレットなどなどである。

これらは、いずれも聖王トースを中心として完成された、アメンティー・タントリズムの様々な側面を秘めている。


正統派のタントラ・タブレットは、その重心が、主に預言や人類進化論や存在構造論や冥想を中心とした文明成立論などの人類全体にかかわることなどをテーマとしているのに対し、異端派のタントラ・タブレットは、純粋に実存的問題に直面している各個人のための究極的冥想の実践的手引書としてのテーマに、その重心が置かれている。

次のメシアン・ハンドブックは、約一万二千年前に、アトランテス文明が崩壊して以来、最大の全人類的危機を西暦二千年前後に迎えようとしている、あらゆる人々に、真実とは何か、冥想とは何か、を示唆するために書かれたものである。

今やプラトン周期約二万五千年の内の半周期約一万二千年期の下降サイクルが終ろうとしている。

キリスト教黙示的に言えば、至福七千年期の始まりに到達できるかどうかという時節である。

真の占星学は、クンダリニー・ヨーガの完成なくしてはありえない。それゆえ、本当の占星学は、アトランテス文明のアメンティー・タントリズムの中に包含されていた。

それはともかくとして、いずれにせよ、西暦二千年前後に、双魚宮の時代は、宝瓶宮の時代へ完全に移行することは、現代の占星術師達の共通見解であろう。

願わくば、アクエアーリスへの終末と新生とが成ぜんことを・・・

メシアン・ハンドブック断片

アメンティー・タントリズムの
メシアン・タブレットと
アトランテス文明終末以後の
あらゆる覚者達の冥想修行についての
一つのアフォリズム。

救世主なぞいらない
救世主でないものなど
何一つありはしないのだから

君には
四つのパーフェクトがある。
一つは、身心一如による
自己と世界との絶対的一体感。
二つは、身心から解脱して
神と合一する久遠にして無限なる
絶対至福。
三つは、自己と世界とを完全に透明にして色即是空・空即是色
あるいは、絶対無限慈悲・慈悲即絶対無。
四つは、決して言語化できない
エヴリスティング・OK！
なにもかもいいんだ！

肉体・エーテル体・アストラル体
メンタル体・コーザル体を死ねば
君と君の世界は消滅して
君でない君自身は
神
もしくは
ニルヴァーナに目覚める
真実
存在しているのは
真実
非在しているのは
ニルヴァーナのみである

君の四つのパーフェクトとは

なにもかもが
ニルヴァーナと名付ける必要もない
ニルヴァーナだからだ

すべてがニルヴァーナだとしたら
なぜニルヴァーナに目覚めるための
冥想修行という
果てしなき苦難の道を歩かねばならぬのか
すべてがニルヴァーナだからだ

君の四つの宝物の内
冥想行法としての形式を持つのは
三つだけである

地上を楽しむための
丹田禅。
天上を楽しむための
クンダリニー・ヨーガ。
天地人を楽しむための
只管打坐。

ついでに
君の四つめの宝物を述べておこう
それは
いかなる形式も持っていない
どうでもいいということさえも
どうでもいい。

君は救世主でいる
あらゆるものと同じように
もし君が救世主でないのなら
君は、パン屋にも自動車修理工にも
農夫にも遊び人にもなれはしない

救世主とは
まったく
あたりまえの人間である
だが
あたりまえになることほど
難しくて
簡単なことはない

メシアン・ハンドブック断片

いわゆる救世主という人物が
君を本当に救済するということは
断じてありえない
なぜならば
君そのものが
欲望と苦悩なのだから

君そのものが苦であることを
全身全霊でわかった時
君は一ミリも動くことができなくなる
そこに救世主が現われるギャップが
可能になる
真実の救世主とは

君の全面的な生き様によって
絶体絶命に直面した時に
開示される者以外にはない

君を救済するとＰＲする
いわゆる救世主とは
ペテン師か
催眠術師か
誇大妄想狂か
それらでなかったら
トリック・スターに化けている
本物の覚者である場合もある

メシアン・ハンドブック断片

君が救世主であるということは
君の久遠の自己訓練としてのみあり得る
あるがままのすべては救世主だが
あるがままにいる自己訓練ほど
君にとって恐ろしいものはない
それは君の死を必要とするからだ
君という欲望が死んで
君自身は君のものなるすべてを解放する
この刹那に
久遠の自己訓練は
果てしなき久遠の戯れになっている

君はもともと慈悲の救世主として
この世に生き切り死に切っている
他のありとあらゆるものと同様に

そして
慈愛と自由とは
君の思い込んでいる人間性の中にはない

救世主は
すべての場所と時間を通じて
只一人しかありえない
それゆえ救世主は
一つの肉体や人格でないばかりか
どのような決った形態も持っていない

救世主は
君という欲望の極点にのみ

開示される可能性を持つ
ニルヴァーナを
君以外の何ものかに求めることなかれ

ずばり言えば
覚者は方便を好まない
覚者は救世主を好まない
覚者は聖人を好まない
覚者は人格者を好まない

この世には
様々な栄光や満足や快楽がある
だが人間は

ただ遊び人として戯れるのみ

君は
思考を停止させて静寂を探したり
思念を集中して世界を光明化したり
思考を制御して内面を光明化したり
思念を統一して禅定と称する気分に入ったりして
根本無明のオモチャ・ゲームを
いつまで続けるつもりなのか

救世主とは
君が死んだ君自身のことにほかならない
救世主とは

救済すべき何ものもないことに
目覚めた君自身のことにほかならない

救世主になるための冥想修行は
余りにもイージーすぎて
渇望と情熱が豊かすぎない人達には
迷惑千万、危険きわまりないものとなる

一つの教えは
その時のその人に応じてしかありえない
どのような神秘不可思議な教えも
結局は慈愛と絶対無とを指し示している
君が何らかの組織に属して

支配欲や安定欲や集団本能という不安を
自覚した時には現実そのものに直面してほしい
君という渇望には
決して絶対確実な安心がありえないことを

危険とか障害とかは
エゴのみにとってのものである
それゆえ現代においては
真実の冥想は反自然的行為に見られる

君が慈愛を感じたり
君が何かを愛したりすることはない
君がすでに死んでいるのなら

慈愛のみが満ち渡っている
愛のみが満ち渡っている

何ものも救うことはできないし
救う必要もない
このことを頭によらずに理解したら
君は正真正銘の救世主であり
救うというマインドなしに
すべてを救うように生きている

タントラ・ヨーガ・スケッチ

それが、どのように
素晴らしい体験であろうと
醜悪極まりない体験であろうと
体験が体験である限り
どうということはない。

いうなれば、君達は、
体験ではない体験それ自身を
再体験しようとしている。

君達こそ
あらゆる素晴らしい体験と
あらゆる醜悪な体験との
演じ手であると同時に

それ以上のものであるにも
かかわらずだ。

アメンティー・タントリズムと
アトランテス文明終末以後の
あらゆる冥想行法の
トータル・タントラ・ヨーガ
それらを私であるところの私自身は
タントラ・ヨーガと名付けることにする

1、**占星学**

占星学は処世術ではない、セルフのカルマを解明することによって、自己の使命をまっとうすることである。

2、**ソーマ・ヨーガ**

ソーマとは、主に薬草などをケミカルに合成して、意識の変容を体験せしめ、人間の可能性を拡大させるためのきっかけとして使用される。

3、**カーマ・ヨーガ**

性愛にもとづく全面的な交合によって、肉体内分泌腺とエーテルエネルギーを、快楽を通じて活性化せしめる。

4、**気功導引法**

気力・プラーナ・エーテルエネルギーによって、肉体の血行とホルモンバランスを整え、エーテル体をよりよく健康にする。したがって身心は、生命力に満ちた健康体となる。

5、**ハタ・ヨーガ**

主に、無数のアサナとプラーナヤーマとムドラーによって、デリケートな感受性と柔軟性を実現していく。その結果、各ボディのブロックも徐々に消えていくわけだが、現代の生存競争と現代物質文明に必須の粗雑な自己防衛機能も消滅するエゴの危険をも覚悟しておいたほうがいい。

4の気功導引法と

5のハタ・ヨーガとは、

タントラ・ヨーガの分水点と言ってもよいだろう。

4の気功導引法までは、現代物質文明を生きのびる処世術あるいは気晴らしといってもいい。

だが、

5のハタ・ヨーガに本気で取り組むつもりなら、自己の全人生にいのちがけで取り組まなければならない可能性があることを、肝にめいじておいたほうがいい。

6、マントラ禅

あらゆるセラピーのもっともシンプルな結晶。1から5までのタントラ・ヨーガの集大成。自我という欲望からの解放への出発点。

7、丹田禅

政治・経済・社会・労働という物質と、精神・健康・快楽という物質文明に順応するためのセラピーの終息。自我という欲望を消滅させるための全身全霊をかけた自我との戦いのオープニング。

8、観想法

実在のリアリティーにもとづいて、観想の対象は決定される。それゆえ、生起次第と究竟次第という二つの観想プロセスは、決して分離することができない。それは、あたかも空と色が決して二分割できないということに相似している。

七つ、あるいは十円周のマンダラ、あるいは、七つのチャクラなど、それらは、リアリティーに立脚しているがゆえに観想の対象になる。

観想法とは、自我と宇宙からの解脱によって実在それ自身に合一するクンダリニー・ヨーガのウォーミングアップの一形態である。

9、クンダリニー・ヨーガ

いかなる前提や観念抜きに、あらゆるチャクラやボディや次元を通過して実在自身に回帰合一すること。

もはや、個別性はどこにもない。

10、只管打坐

1から9までのすべてを内包するとともに、完璧にそれ以上であり、完璧にそれ以下なるもの。

道元老古仏は
その究極性においては
釈迦老古仏よりも
余りにも純粋だ。
それゆえ
道元の只管打坐は
いかなる意味でも
釈迦や老子などの
円熟に至ることはなかった。
道元よ
余りにも余りにも純粋透明な何者かよ。
21世紀の水晶の中の水晶よ。

タントラ・ヨーガ・スケッチ

冥想とは
それ自身が
究極の花であるとともに
その花の様々な
そよぎである
それは、シリアスだとも言えるし
それは、余りにもシンプルだ。

海辺には、太陽に輝く
ドームがある
このアストラ界という次元は
中心太陽から流れ出た

一つのイデア・イメージ
あるいは、極めてリアルな
ヴィジョンである
それは
美しい一断片だ

死を恐れる必要はない
死は
一つの解放された
リアリティーの中で始まる
死がわかる度合が
生を
愛する度合なのだ

生には究極的には緊張はない
しかし
生を生と呼ぶ限り
緊張の波が
生の一つの断片なのである

断片の集合は、
全体者ではない
それ以前に
断片の集合によって
何を意味してるか
知らねばならない

本当に
楽しく生きる。
多くの人々が
いまだ知らないもの
それは、
伝わり得る
が、
極めて難しい。
それは
不可思議それ自身の
縁によらなければ・・・
それはジョークだが
人間の生き方を
根底から変容せしめる

タントラ・ヨーガ・スケッチ

ごく素朴な
疑わぬ心
それは人生の洞察から出てくる何か？
それが、
坐禅や、タントラ・ヨーガの
初めに大切である
あとは
とことん
全身全霊の日々だ
その途上に
あらゆる
断片がある。

神には

一つの策略がある
人間が、
目覚めんために
それは、
千変万化する
あなたは、
あなた自身のライフ・スタイルを
発見しなければならない。

死は
実際上
すなわち
自分自身の死は
クンダリニー・ヨーガの
修行によって

体験できるものであり
この死自身の解明が、
全面的な安楽と
生自身の智恵を与えてくれる
それは、
余りにも
デリケートだ
そしてナチュラルだ

エゴという幻想が虚構したものでない
幸福を仮に真福と名付けるなら
一切生類は、
絶体絶命の逆対応を
必然的に純粋冥想せざるをえぬ
なぜなら

一切生類が真福であり
純粋冥想それ自身だから

マントラ禅・丹田禅は
心身一元観の上に心身一体を経過して
身心一如にいたる
クンダリニー・ヨーガは
不二一元観にその立場を持ち
霊肉二元を経過して絶対実在にいたる
只管打坐は
霊身心一如から生死一如にいたる
色即是空は空即是色となり
色是色・空是空として
永遠の未完結を完結する

アメジスト・タブレット・プロローグのプロローグ

奇妙なことに、
いわゆるアトランテス文明滅亡以来、
この約一万二千年間に
人類は、文明という名に値する、
文明を産み出したことは、
一度もなかった。
機械技術や科学が、
どれほど発達しようと、
それだけでは、文明とは言えない。

必然的に人類に平和と幸福を招来するであろう基本的前提が、この文明には、
欠けている。
基本的前提とは、
生と死、自己と存在、欲望と幸福などの、

非分析的な解明、 非知性的な解答、
非価値的な価値、
すなわち、
決して前提として把捉することのできない完全なる基本的前提である。
それは、 真に生きることによってのみ実現されているといったものだ。
あるいは、
その実現が、 真に生きること、 真に死ぬことであるような何かだ。
それが、 見失われている文明は、
決して文明の名に値しない。

アトランテス文明の頂点においては、
神が生きていた。
したがって人類も文明も、
生きていたのである。
その神が、 見失われた時、
アトランテス文明は、
巨大科学技術の自滅的な虚構集合物となって崩壊したのである。

便利さ快適さは、
決して幸福を産まない。
能力や技術は、
決して真実を明らかにしない。
真実に到達するための、
いかなる方法も修行も、
あり得ない。

だが、
真実の中には、
方法も修行も、能力や技術も、幸福も便利さ快適さも含まれている。

純粋冥想とは、
真実が訪れるための
非方法的な方法である。
この純粋冥想は、
アトランテス文明の頂点において、

一つの完成を持ち、文明化された。
それゆえ、
アトランテス文明であり、
エデンの楽園であった。
エデンの楽園と、その喪失とは、
人間進化のプロセスとしても、
読み取ることはできるが、
それは、超古代史的な、
史実でもあった。

神を実現する方法の一つの完成体系を、
アトランテス文明では、
アメンティー・タントリズムと呼んでいた。
いわゆる、エメラルド・タブレットとは、単に、アトランテス文明の黄金時代
を指し示す粘土板だけのことではない。
アトランテス文明の終末を予知した、
アメンティー・タントリズムの覚者達の、後世人類へのタイム・カプセルの総

称のことでもある。

この現代の全地球上に広がっている西洋物質科学文明は、今や崩壊の危機の瀬戸際にある。

一度も、神という実在の花を開かなかった文明らしきもの。

まるで、オルガズムのないセックスのようだ。

科学の性質は別だが、その完成度においては、アトランテス文明の頂点と変わりない。だが、生きた神が一度も現われなかった不毛の文明らしきもの、人間が何であるかが、一度も実現されなかった文明でない現代文明。愛のないセックス。

神なきゆえに、内的にも外的にも滅亡しようとしている現代西洋商工業都市文明。

アトランテス文明は、少数の生き残った覚者達の手によって、

神を実現する方法、

アメンティー・タントリズムを、

エメラルド・タブレットとして遺産とした。

だが、この現代文明には、
遺産とすべき果実がない。
神を実現した人々は、
余りに少数であり
それは、
今だ一度も、文明化されなかった。

私達は、
熱核戦争の下で
少数の後世の人類のために、
アメジスト・タブレットを、
残さねばならなくなるのだろうか。
ちなみに、
アメジストとは、
西暦二千年前後から本格的に影響を発揮し始める、アクエーリアスの時代精神
のシンボルである。

いずれにせよ、
この書は、プロローグである。
あなたが、神に目覚めるための、
ほんのちっぽけな道標である。

この文明らしきものの終末後、
神に目覚めた、
水晶の魂を持って
あなたは、
まったく新しい文明を、
産み出し得るだろうか？

アメジスト・タブレット・プロローグ

冥想は、最もあたりまえで気楽な
久遠の戯れである。
しかし、現代人にとっては、
自己理解と直観にともなうエゴの消滅は、
すなわち真実の冥想修行は、
発狂や死の覚悟を必要とせざるを得ない。

狂気とは、現代管理社会にとっての
不適応を示すにすぎない。
狂気そのものは、
死そのものと同様に、
単なる科学的客観的アプローチによっては、
解明することは、

決してできない。

冥想修行とは、
イメージ・思考・観念・感覚の
言葉の遊び、もしくは、不安にもとづく
堂々巡りではない。
また、
自律神経訓練や催眠や各種薬物を使用したホルモンや神経コントロールなどの
医学的セラピーやマインドゲームなどではない。

冥想は、
人間性のあらゆる営為の発生源である。
それは、現代までの、
いわゆる宗教とは何の関係もない。
芸術・道徳倫理・医学・科学・哲学・宗教・政治・経済・・・それらは、

冥想の中に、その最終的根拠を持っている。
だが、現代文明のそれらのガラクタとは何の関係もない。

本当の冥想修行とは、
良心的な医者や
真実の芸術家が、
額面通り
いのちがけであるように、
それ以上のいのちがけの努力を
必要とするであろう。
少なくとも現代人にとっては・・・

現代人は、
なぜ、かくも野心的なのだろうか？
なぜ、世間体・虚栄に生きているのだろう？

なぜ衣食住の基本的安定以外の快楽追求にやっきになっているのだろうか？
人間が他の人間を信頼できないのはどうしてか？
あなた自身の不安や不満が、くすぶり続けているのは何なのだろうか？
いかなる逃避形式も排除して、自己直面できないのは、なぜだろうか？
戦争・暴力・生存競争・何かのイデオロギーへの異常なまでの執着・・・
その他の現代文明の混乱のすべては、
自己直面の孤独・恐怖からの様々な逃避形式にすぎない。
大部分の現代人にとって、神に出会うことは、最大の恐怖になってしまった。

死は、人類史を通じて最大のタブーであり続けた。
クンダリニー・ヨーガにおいては、死は、神の中心への入口にすぎない。

客観的な死と
自分自身の現実的な死とを混同するなかれ。　他者の死に、自我のイメージを
投入するなかれ。

現在、臨済宗でおこなわれている、
いわゆる公案禅とは、
単なる丹田呼吸法とどっこいの
心身医学的なものにすぎない。
だからこそ公案体系などという
役立たずの形式至上主義があるわけだ。

冥想とは、
人間性・人生・生老病死・大自然・存在の本質に目覚め、これによって永遠に
生々化々千変万化しているこれ自身のことである。　したがって冥想には、い
かなる立場も本質も存在しない。

本ものの冥想修行にイージーな態度で手出ししてはならない。

現代においては、
単に日常的人生を生き抜くだけでも、大変な努力を必要とする。
まして、冥想修行は、全生涯に渡っての、全面的・全身全霊的努力を必須のものとするであろうから。

アストラル体による体外離脱と、
アートマンが無上の垂直道を上昇して神の中に帰入することとは、全く違った二つの現実である。
究極の現実性は、アストラル・プロジェクションも、イメージ・トリップも、まったくの妄想的ヴィジョンも、その他、あらゆるものを包含するが、その逆は、あり得ない。

ある種の薬草・薬物によっても、
超能力や神秘体験といった
いわゆるガラクタ体験は起こり得る。

本ものの冥想修行に
本格的に全生涯をかけてとりくむには
正しい師、正しいグルの指示に
全面的に従う用意が必要である。

なにが正しい師の基準か?
基準はない、ただ、あなたの完全に成熟したエゴが、直観によって正しい師を
見分けることが出来るのみである。

君の内なる感受性を、社会に無理やり適応するというやり方などで殺してはい
けない。正しい感受性は、とても傷つきやすいが、それは、愛情と信頼、そし
て冥想への種子となるものだから。

救世主なぞいらない。
私達、一人一人が、真人間になればいい。

いわゆる人間と称するものが
求めてやまないものは知れている。
だが、最も大切なものは、
君という欲望の延長線上には、決して存在しない。
そして、最も大切なものが、顕わになったとしても、
君は、決して、それを自分のものにすることはできない。

欲望とは何か？
人間の根源的渇望が、この人間世界と宇宙とを仮りに作り出している。
根源的渇望が、肉体内部の尾骶骨にあることが知覚される。
そしてその根源的渇望が、この世をこの世たらしめているカオスの接続点であ

ることが直接知覚されれば、
それは、クンダリニー・ヨーガの一プロセスである。

自覚ある精神分裂病とは、病気ではない。その鋭敏な感受性が、エゴの未知性を知覚し、エゴによって仮構された世界が崩壊している強烈な緊張状態のことであり、真実在への回帰の始まりであり、
クンダリニー・ヨーガの出発点である。

クンダリニー・ヨーガにおいては、エゴ性が、完全なる輝ける絶対死の中へ上昇し、消滅する時、死の中に生は統合され、常にあり続けた全体性に目覚める。
楽園喪失以前のアダムにイヴァに
君はもどったのだ。

禅の行法には、

理入と行入とがある。
だが、この二つは、
一つの修道生活の中に収まる。

禅とクンダリニー・ヨーガとでは、
出発点も修行プロセスも、まったく違ったものである。
しかし、究極的・最終的には、同一それ自身に目覚める。

すべてに対する全面信頼、それが冥想の出発点であり帰着点である。
例えば、只管打坐とは、信・不信を越えた全面信頼にただ坐っているだけのことだ。

ダンテスのメシアン・タブレットに相当するものとして、現時点までには、次のような書物がある。

道元による「普勧坐禅儀」・「正法眼蔵坐禅儀」・「ヨーガ・スートラ」・「シヴァ・サンヒター」などシャカによる「大安般守意経」

バクワン・シュリ・ラジニーシによる「冥想——祝祭の芸術」

百丈禅師による「坐禅儀」

呂祖師による「太乙金華宗旨」・「慧命経」

天台大師による「天台止観」

J・クリシュナムーティーによる「自己変革の方法」

クリシュナによる「バカヴァッド・ギター」

「老子道徳経」

ダンテスによる「メシアン・ハンドブック」

その他、もろもろのものがあるが、いずれにせよ、禅なら禅、ヨーガならヨーガ、一つの道を極めるのがベスト・ウェイだ。

冥想とは、

その書を読むことが、それ自体、冥想修行になるもの、例えばクリシュナムーティの諸著作とか、道元の正法眼蔵とか、伊福部隆彦先生の無為隆彦詩集とか、

又はベートーベンの晩年の曲とか、雪舟の水墨画とか、松尾芭蕉の句などとか
を別にすれば、
正師もしくは本書のグルの絶対的指示を受け入れ、忍耐と努力による厳格な修
行を必要とする。

神聖なる書物は、
すべて
ニルヴァーナが、神ロゴスと顕れたものを、仮りに言語化したものにすぎない。
それらは、
一つの天体・地球や
一人の人間・人類に
聖なる進化をうながすための
刺激を与えるためのものである。

一つの植物が発芽し

そして花が開き種子となるように
地球にも、人間にも、花開く時がある。
一輪の野の花が、
現代文明の実用的観点からは黙殺されるように、
花開いた人間、すなわち覚者も、実用性の上からは、何の意味も持たない。
この無用性こそが実用性の基本であることに目覚めぬ限り、現代商工業都市文明は、花開くことなく西暦二千年前後に崩壊するであろう。
一輪の野の花が、他の何者に対しても自分から影響力を行使しないように、
覚者は、決して他者に無理強いしない。

文明終末期の人間達は、
1、何が善で何が悪なのか判断できないほど成熟する。
2、次に深い深い内面への旅によって、まったく新しい善悪の判断を体得する。
3、そして正しい善悪の判断、正しい善悪の相補性を身につけながらも、善悪を超越する。
4、無価値の価値が体得された人類には、まったく新しい、初めての文明が始

まる。

あなたが、エデンの園から追放されたのは、神の意志であるが、東洋的重農文明を選ばずに、西洋商工業都市文明を選んだのは、あなたの意志である。

それと同様に、管理化と堕落を選ぶか、霊的進化を選ぶかは、神の意志ではなく、あなたがた一人一人の意志と努力にかかっている。

それが、どのような形象であろうと、形象を持っていることが地獄の始まりであり、そして、それこそが、神のかけがえのないゲームなのだ。

道元禅師は、ある意味で釈迦よりも卓越している。

釈迦は、人々のためにニルヴァーナから降りて方便を使用した。

だが、道元には、方便といったものがまるでない。

道元は、存在と非在、色即是空・空即是色・色是色・空是空の只管打坐から、
まったく降りずに生き続けている。
馬鹿な哲学者や宗教家が、「正法眼蔵」や道元の生き様を見て、哲人的などと、
のたまう所以である。

あらゆる人生の直観的理解
大自然の治癒力や破壊再生の力
そして、
当今、流行のあらゆる人為的セラピー
それはホール（whole・wholly：全体的な）と名付けられた、人為的総合治療法だが・・・
それらは、
純粋冥想という生涯を通じての生きる姿勢の中に包含されている。

人格の成熟と、その進化発展あるいは超越には、現実上、段階的発展なぞ、あ

り得ない。
人格の段階的成熟の果てに解脱、もしくは、神との全面的合一が、あるわけではない。

この宇宙やかの宇宙の、
いかなるものにも、
もはや、
愛着も憎悪も抱かぬ時、
絶対愛の流れとなって
それは開示される。

メンタル・レヴェルの
マニピュラ・チャクラから
アナハタ・チャクラへの上昇が、
この西洋商工業都市文明の

成熟テーマであるとともに
ラスト・チャンスでもある。

西洋文明終末期の
最終的な崩壊と成熟の
人間性のプロセスは次のようになる。
1、マニピュラ・チャクラの否定。
すなわち、エゴ・トリップの頽廃。
2、ムラダーラ・チャクラへの退行。
すなわち、セクシャルな事柄や麻薬の流行と、その反動としての超管理社会。
3、死もしくは狂気についての狂気的関心。あるいは、その反動としての社会的平和や宗教への熱狂。あるいは戦争と暴力。
ここまでで、ムラダーラ・チャクラへの退行の試みは、終息する。
つまり、西洋物質文明の実質的崩壊である。
4、だが、一部分では、

この崩壊を乗り越えて、真の成熟過程が進行する。
5、死についての非抑圧的な正常な関心。
6、そして
メンタル体、アナハタ・チャクラの爆発。すなわち超越的な慈愛と、純粋な冥想行為の発現。

文明終末期において、
もろもろの悪をなさず
もろもろの善をなす人は、
正真正銘の救世主である。

何が善で何が悪だ？
冥想とは、
善悪の彼岸であるなぞと
思っている人物は、

超人になるどころか
人間や動植物や鉱物にもなれまい。

善悪の基準を、良識や法律あるいは宗教などに置くとすれば、生存競争や戦争は避けられまい。

禅でよく言われる、
自我の死、大死一番とは何をさしているのだろうか？
もちろん、自我の死、あるいは、
クンダリニー・ヨーガにおける、
肉体上の死と復活が、
善悪を越えた
まったく新しい善悪という自由を実現することは、真実である。
自我の死とは、自我の知覚する全宇宙の死であり、一切万象の滅尽であり、一切万象それ自身の目覚めである。

結局のところ、
人間が、人間性のドロ沼から
解放される道が、
仮りにあるとするならば、
禅とクンダリニー・ヨーガに収束するであろう。

禅であろうが、ヨーガであろうが、
それが純粋なものであるならば、
個人的人格や、人格のいわゆる成熟を
問題にしない。
真実とは、人間の個人的人格性とは、いかなる関係も持っていない。

完全な絶望からも

自己解放は、起こりうる。
ただし、完全な絶望とは、
観念的な希望に対する絶望ではない。

完全な絶望は、
一つの
あるがままの状態を産む。
そして、現代人の大多数にとって
完全な絶望は、ほとんど不可能だ。
完全な絶望は、本当の幸福・愛情・信頼からしか起こらないのだから。

死の直前にも、
絶対者の開示は起こり得る。
ただし、意識・知覚が、
充分に澄み渡っている場合には。

絶対者の開示は、
一瞬にして、
有限なる人間性を越えた
久遠の生命の源泉を、
あなたに、ふりそそぐ。

真実の冥想には、
額面どおりの
至福の生き様と、
完全無比なる全体性と
一切万象の
余りにあらわな絶対解答がある。
だが、
純粋冥想ほど、その理論の知的心情的理解と現実即実践とが隔絶しているもの
は、おそらく、この世には、他に例がないであろう。

純粋冥想が、本当に理解されるかどうかは、私達個々人の感受性の質と直観力にかかっている。したがって、純粋冥想について何かを解説するのは、まったく無意味である。

言葉の最も厳密な意味で、無師独悟ということはあり得ない。
あなたは、まず最初に正しい師を見出さねばならない。正しい師とは、その肉体に絶対者を体現している人物である。

もし、あなたが、絶対者への道を探索しようとして、正師を発見したとしよう。もし、あなたの中に一ミリでも、その師に対して疑いを持つのなら、あなたは、真実の冥想への道を進まない方がよい。
あなたの解脱への願望は、いまだ熟していない。

正師の発見は、あなたの全身全霊的直観による。その全身全霊的直観が、全面信頼を自発自起せしめる。
あなたに、正師との出会いによっても、全面信頼が生起しないとしたら、あなたは、あなたの人生というドロ沼を、もっと徹底的に真摯に生きてみねばならない。

ニア・デス体験とは、クンダリニー・ヨーガにおける、ごく初歩的なプロセスである。それでも、より純粋な自己が、肉体から外に出る体験は、当人の人生観・世界観を全く変容せしめてしまう場合もある。さらに人によっては、人間が何を求めて人生という旅を続けているのかを、その体験自体によって実感する場合もあり得る。

全面核戦争と、地殻の変動によるものと思われる各国主要都市の水没は、禅やヨーガを問わず、真の修行者達が見る共通のヴィジョンである。

三分の一の人々は、
かつてない
空中の火花を
美しくも悲しみを込めて
眺めることだろう
荒野の中をさまよいながら。

この西洋文明終末期の現在、
神智学徒達には失敬だが
M・ドーリル博士が、
発見し翻訳したと称せられている
いわゆる
エメラルド・タブレットは、

もろもろのアメンティー・タブレットの中でも、最低の堕作の部類に属するであろう。

言語の本来の意味においても、
あるいは歴史的事実としても、
アメンティー・タントリズム
すなわちアトランテス密教は、
クンダリニー・ヨーガと禅との結合であった。

密教（タントラ・ヨーガや古神道や仙道）は、
実用性から出発して無用性に終息する。
純禅は、
無用性から出発して、真の実用性を生きる。

アメンティーとは、
アトランテス文明の神の宮のことであり、
この地球という花の種子のことであり、
アストラル・ローカにあるドームのことであり、
言霊学上から言えば、神の三位一体性をあらわすマントラのことである。
また、
ムー系統の言語では、アメンティーは、シャンバラと名付けられている。

冥想とは、
あらゆる個生命達の、
欲念相続の帰着点であり、
とりわけ、
人間にとっては、
本来の自己自身へ回帰する、
ストレート・コースである。

君には、
君自身が欠けている。
それが、
この世とあの世の
あらゆる悲喜劇を演じ続けせしめる、
唯一の神秘的リーラ（戯れ）である。

冥想の極点は、
ニルヴァーナではない。
冥想に極点があったら、
それは、冥想ではなく、
何らかの冥想的ゲームにすぎない。

あなたの問題が、

自我とエゴイズムの問題なら、
禅が、オーケーだ。
あなたの問題が、
自我とは何か？　自とは何か？　我とは何か？　何かとは何か？　世界全体と
は何か？　これとは何か？
であるならば、
クンダリニー・ヨーガの正しいグルを必要とする。

あなたがいる限り、
生老病死の苦悩がある。
あなたがいない時、
全体性が目覚める。
これが禅である。

あなたにとって、

あなたを含めて、
確実なものは何一つない。
生老病死の苦悩も、
絶対不可知である。
何もかもがわからない。
わからないということもわからない！
これが、クンダリニー・ヨーガの
スタート・ラインである。

本質的な問いには、解答というものはない。 にもかかわらず、あなたは、問うことをやめてはいけない。 少なくとも問いも答えも、あなたも世界も、消え果てるまでは・・・

たった一呼吸の中に、
多様多元の玄妙不可思議がいる。

カオスというも
トナール・ナワールというも
色即是空というも
所詮、人間のでっちあげたもの、
血わき肉おどるクリアー・ライトも、
安サラリーマンの亡者達と、
どこが違うというのだ。

ここに
いつも全体がいるから
只管打坐が純粋冥想なのだ。
ここに
いつも呼吸があるから
アパナーナ・サティ・ヨーガが、
純粋冥想なのだ。
ここに

いつも知覚があるから
尾骶骨の中の生命力を、
あらゆるものを知覚し切ることに使い果たすのが純粋冥想なのだ。

信頼は信頼からしか出てこない。

愛情は愛情からしか起こらない。

そこで、あなたは、只管打坐を行ずるはめになる。

只管打坐は、正しい姿勢が、必須のことではあるが、正しい師につくことの方が、もっとも重要なことである。

正しい師とは、文句なく、その人物に全面信頼や愛情を持てるということであり、したがって、このさい、その正しい師が、本当に悟りを開いているかいないかなぞ二義的問題にすぎない。

あなたにとって、悟りなぞ夢にも見たことのないことなのだから。

マニピュラ・チャクラ

あらゆる人間的世界の映写機
喜怒哀楽の情熱の世界模様
げに面白き　人の世や

あらゆるチャクラが、
その最終的本質を明白にするのは、
クンダリニー・ヨーガによる
解脱の直前においてである。

これは、七重の至福の世界
これは
十種類の
まったく違った無限次元
これは
神としての私自身の照応

アメジスト・タブレット・プロローグ

これは
私自身の久遠に続く最初にして
最後の夢

真理に至る道などない。
それが真理の真理たる所以である。
部屋の片すみに坐って
朝から晩まで、
真理について思索していたら、
真理に目覚めることもある。
そこが又
真理の面白いところである。

ここにいつもここがあり、
今はいつも今だ。

それゆえ、何もかもが冥想している。
但し、
君は断じて、
今、ここにいることはできない。

チャクラやクンダリニーとは
この果てしない生命海の中の人間の
起点をサハスラーラ
滅点をムラダーラとする
一つながりの波動である。
もっとも、
どういうわけか、
この一つながりの波動は、
三本の白銀色のエネルギー・コードと仮現している。そして、その三本のエ
ネルギー・コードは、無数のコードに細分化されている。

メンタル体チャクラとは、
全体者の中心からの十界の発現、
あるいは無限太陽の七つの光輪が、
この世を仮現せしめるために
人間の中に投影された最初の接点である。

肉体・エーテル体・アストラル体・メンタル体・コーザル体、その他、名称は
どうであろうと、すべては、ブラフマンの一つながりの夢という真実を、便宜
上、分節したものにすぎない。

いわゆる通俗的クンダリニー・ヨーガの問題点の一つは、
アストラル体以下の各チャクラの機能を過大視する余り、ある種のイメージや、
夢想的ヴィジョンを、本物の霊的ヴィジョンと思い込んでしまうところにある。

あらゆる科学は、人間性の欲望と肉体性の認識形式にもとづく実用仮説にすぎない。

したがって、

あらゆる人間性内部のやりくりが、必然的に限界に至らざるを得ないように、

科学文明も明らかに限界に達している。

いかなる科学も、それが人間性から発した仮説である限り、人類の真の幸福や平和に解答を与えることはできない。　それどころか、当の科学自体を正しく扱うことも不可能である。

人間の側から見れば、

覚者と凡人の差異は、

海の大波と小波程度のものにすぎない。

霊の側から見れば、

覚者と凡人との差異は

月とスッポン以上のものではあるが、
覚者の側から見れば、
覚者と凡人の差異なぞ
あったためしがない。

クンダリニー・チャクラという
この久遠の生命海の一波動は
一般的には、
アナハタ・チャクラの無限愛を
その振幅の
最大のボーダーとしている。

一たび、
無限愛に目覚めたなら
それ以後の冥想の流れは、

おだやかなものとなる。

すべては、神の夢の戯れであり
すべては、神の真実それ自身である。

迷いから見上げると
悟りは逆説的なドンデン返しに思える。
だが、
悟りの眼には、
迷いと悟りは決して切り離すことのできぬ限りなく美しい神秘だ。

本当の自分自身は、
初めの頃は
絶対他者あるいは神として

現われる場合がある。

つぼみへと成熟する時
君は不可思議な喜びに包まれている。
つぼみが破裂して花開く時、
君は
君を失う言語を絶した恐怖と法悦にいるだろう。
やがて、
君自身という花が散る時が来る
透明なやすらぎが
すべてに満ち渡っている
そして
何もかもが忘越された刹那
たった一つの果実が結ばれていた
君は
君ということのない

君自身だったのだ。

人間性の
あらゆる問題の原因は
ただ一つしかない。
それは、
人間が自分自身を見失ったということ。

この世とかの世を通じて
君にとっての
最大の恐怖は、
君が、
君自身に変容する瞬間である。
そして最大の至福も・・・

孤独な鳥は
何もない大空で
ただ一度だけ空中衝突を起こす。
君は君自身になったのだ。

絶対者から発出したエネルギーは、人体の外では、一本の黄金色のコードに、人体の内部では、三本の白銀色のコードとして見える。
チャクラとは、三本の白銀色のコードから芽吹いた七つの花もしくは果実である。

生死・中有界を開示するクンダリニー・ヨーガの行法上の秘伝とは、特殊なマハ・ムドラーとヨニ・ムドラーにつきる。　また、この際に、解脱に達したグルは不可欠である。
解脱に達したグルだけが、ブラフマ・ランドラを開くことができるゆえに。

クンダリニー・ヨーガの内面的秘儀とは、いかなる方向性・目的性を持ち得ぬ全身的渇望と、それに必然的にともなう全面的な鋭敏極まりない知覚である。

クンダリニー・ヨーガの技術的解明は単純である。
それは、完全に肉体を浄化し、健康状態のまま、肉体側に下降している生命力を、知覚と意識の極点まで上昇させることにすぎない。
すなわち意識のしっかりした臨死患者が入る透明で鋭敏極まりない知覚状態を、健康体の間に実現し、クンダリニーというエネルギコードを死の彼方へジャンプさせることにすぎない。

セラピックな冥想、催眠やマインド・ゲームとしての冥想・健康美容や生命力のための冥想・・・
それらに入門するのはたやすい。

どっかの道場に行って入門を申し込んで、会費を払えばいいだけのことだ。
しかし、
純粋冥想すなわち純粋な禅やヨーガには、特定の入門方法はない。
それは、正師もしくはグルとの説明不可能な出会いなのだ。

純禅は、精神と肉体を、均等に浄化し切ることにより、完全に透明になった身心が、色自身に目覚め、空自身に目覚めることである。

完璧な透明さは、修錬によって起こすことは出来ない、愛情と信頼の上に即非的に全面愛が産まれ、全面愛は、それ自身、ニルヴァーナへ、おのずから流れ込む。

君自身の側から見れば、
君という、

七つの寄せては返す波は、
起点も滅点もサハスラーラ・チャクラで、
その最大の遠きに達した波は、
クンダリニー・マーヤーの
永遠の愛欲世界を回転する。

自分自身を説明したり理解したりすることはありえない。
だが、
自分自身の気づく直前を表現してみよう。
完全なる闇。
そして突然、開示される
超時間・超空間の絶対歓喜。

あらゆる神通・超能力、
あらゆる宿命転換やカルマの改善は、

君を、
君なぞないというところまで導く
君自身のトリックである

ニルヴァーナとは、不二一元でさえもない。
マーヤーの流出源にすぎない。

神とは、ニルヴァーナの中なる

この世のものであろうと
地獄や天国のものだろうと
神人合一や解脱・ニルヴァーナであろうと
夢幻や幻覚の中のものであろうと
君は本当に知り尽くさねばならない、
断じて君は、
何ものも
自分だけのものにすることができないことを・・・

それどころか、君は、君さえも、
自分だけのものにできはしないのだから。

いわゆるアトランテス・ムー文明の最盛期においては、
神の宮・善の宮・美の宮・智の宮の四つのセンターを中心として、完全に近い
平和と幸福とがあった。

神の宮とはアメンティー神殿と呼ばれ、神人合一の聖王トースによって、四つ
のセンターの中心に置かれていた。

善の宮とは、現代では政治経済に相当するセンターであった。
また美の宮とは、現代のホーリーな医学に近い、健康美容医療などのセンター。
そして、
智の宮とは、現代の科学に相当する部門がこのセンターにあたるだろう。
この智の宮は、太陽エネルギー集積タワーを兼ねていて、全文明の一切の火需
エネルギーが、ここから供給されていた。

だが一部に神と分離した人々が現われ、一種のバイオテクノロジーを快楽本位に奇型的に使用したり、権力意識による超科学・超常能力の誤用をまねいた。

神との分離は人間に性的快楽や権力闘争のエスカレートを招来する。

なぜなら、神と分離した、いわゆる自我には、孤独と絶望と混乱しかないからである。

アトランテス大陸は、それらの神との分離の混乱の中で、最終的には、太陽エネルギーの使用バランスを崩して、海没するさだめに至る。

そのアトランテス文明、最盛期の神の宮アメンティにおける、神人合一とニルヴァーナ即マーヤーに到る冥想と、その総合科学全体を、アメンティー・タントリズムと呼ぶ。

いわゆるエメラルド・タブレットとは、単にタブレットの形象自体の事をさすのではなく、アトランテス密教すなわちアメンティー・タントリズムを極めて少数の心あるアトランテスの神官や科学者達が、後世の人類のために様々な形式・方法・手段で残した一種のタイム・カプセルの総称である。

このアメジスト・タブレット・プロローグは、アトランテス文明終末以来、最大の全人類的危機と試練を、西暦二千年前後に迎えようとしている、あらゆる人々に、真実とは何か？　冥想とは何か？　を示唆するために書かれたものである。

、、、、プロローグではないアメジスト・タブレットを後世の人類に残す必要が、起こらないために。

神は左回りに絶対無へ帰ってゆく、

そして、

右回りに、あらゆる万象を流出する。

それが、

この現象界の卍のヴィジョンの意味だ。

それは、この次元の、あらゆる現象に適応できる一つのモデルである。

但し、あくまでも、
アジナー・チャクラにおける
一ヴィジョンにすぎない。

夢想する事もできないだろうが、
君自身は、
すべてと、すべてのすべてとを知り尽くしている。
けれども、
それも又、どうということはない。

人は、完璧に、
地上にいて、地上にいないのがいい。
地上の欲望による堂々巡りのトリックを
実感する度合いに応じて、
君は、

君自身を想い出し始める。

この世の出来事は、
それが、
どのように長い時間に思えても、
一刹那にすぎない。
あの世の出来事についても同じである。

霊界の中心太陽とは、
創造の光の発出源にすぎない。
個生命達は、
顕界と霊界とに交互に転生しながら、
果しない旅の途上のどこかで、
中心太陽へ飲み込まれていく。

リアリティーとは、対立の統合ではない。
この考え方は、人間的知性の限界の表明にすぎない。
リアリティーとは、
永遠の対立であり
久遠の統合である。

正反対のものとの和合によって
個生命は成熟していく。
成熟とは、人格の器量と柔軟性との
質的深まりのことである。

ニルヴァーナ・神
あるいは全面的統合は、
人格成熟の延長線上には決して現われない。

超越的覚醒と人格成熟とには、いかなる関係もない。
人格的成熟とは、永遠に相対的概念である。

七つのチャクラとは、人間的機能としては人間的次元の七つの認識形式のことであり、したがって七つの欲望のことであり、七つの質的に違った快楽のことである。

人は、一切皆苦の洞察によって七つのチャクラをつぎつぎに卒業していく。

一般に個生命の最終的成熟とは、人生と世界との現実認識体験にもとづく、よりよき適応状態のことである。

完全に近い人生と世界との適応状態には、完全に近い幸福と絶望とが、ともなっている。

冥想ほど、
理論と実践の
くい違いが激しいものはない。

君が、
本物の悟りをかいま見る、
それが、
本物の錬獄の出発点だ。

君にとっては、
真実の悟りは、
至高の快楽であるにすぎない。

君という欲望は、

結局、
一つのものしか求めてはいない。
それゆえ、君とは、苦そのものに他ならない。

いとし子よ、
どのように過酷で冷たい冬も、
初春を迎える時が必ずくる。
ただし、
君が、あくまでも正しく生き続けた場合には。
これが、ヨブ記の単純な答えである。

正しく生きるとは、
君が正しいと思った、
観念や信念やイデオロギーを生きることではない。
まちがったと思った時に、

ただちに、そのまちがいを認めることである。

初心者にとって、
冥想とは、
永遠をかけた全面的努力である。
そして、
純粋冥想が開示されるのは、
時節が熟した、
ほんの一刹那の瞬間。

冥想とは、
全次元存在と絶対的非在との、
最終的結末であり、
それと同時に、その中間であり出発点である。
それゆえに、

人類の全努力は、
純粋冥想に打ち込むための
余暇を作ることにある。

快楽は苦痛であり、
安心は不安であり、
満足は不満足であり、
悟りは迷いである。
これでよいのだ。
それでよいのだ。
ただし、君は決して、これもそれも信じてはならない。

一般に臨済宗では、
身息心の調和を重視した坐禅を修行している。 そして、公案によって人為的
に大疑団を起こそうとする。

しかし、大疑団は、いかなる人為によっても作り出すことはできない。

公案が疑団を作り出すことはあり得ない。

大疑団が、おのずから公案として結晶化するのだ。　人生と存在全体に対する内発的な根本的疑問――これが大疑団である。


人生と存在との根本的疑問なしで、公案禅を修行するのは、愚かさ以外の何ものでもない。

公案とは、あなたから自発的絶望として出てくるものであって、いかなる覚者も、あなたに公案を作り出して上げることはできない。


大疑団なしで公案禅をやるくらいなら、健康法としての丹田禅の方が、はるかにまともだ。　丹田禅とは、仙道などの錬丹法や丹田呼吸法を、より強烈にしたものである。

霊的ヴィジョンと禅で言う魔境とは、
同じものである場合もある。
霊的ヴィジョンは、
仮象なるこの世にとって、
ある種の客観性を持っている。
その客観性とは、
科学的合理性と等価の実用性を持っている。

それが、禅であろうとヨーガであろうと、究極的解脱への途上では、必ず六神通が経過される。

それが、只管打坐のような純粋禅であっても、六神通を経過しないで、身心脱落に達することは、まずあり得ない。ただ、空に達するまでの修行速度が速い場合には、魔境や諸神通を、ほとんど自覚せずに経過してしまうことはあり得る。

六神通の内容とメンタル体・チャクラとの対応。
神足通（念力）・スワジスターナ・チャクラ
宿命通（低次透視）・マニピュラ・チャクラ
他心通（テレパシー）・アナハタ・チャクラ
天耳通（高次聴覚）・ヴィシュダー・チャクラ
天眼通（高次透視・純粋直観）・アジナー・チャクラ
漏尽通（諸欲望の滅尽）・ムラダーラ・チャクラがサハスラーラ・チャクラに
包含される。

光が
神の霊的ヴィジョンであり、
あらゆる霊的存在次元の諸形相は、
光と闇との、
多様多元な結合による

あらゆる種類のリアリティーにすぎない。

例えば、
霊的中心太陽は一つの実在であり、
この現象世界は、
その最も外側を右回りに旋回している。

もし霊的中心太陽を、大日如来の中心としてとらえるならば、十の次元を見降ろすことができる。

霊的中心太陽と
その最も下層に属するこの世との間に
いわゆる神霊界が実在する。
したがって、神霊界が、この世の原型であるという言いかたもできる。

もちろん、
悟りそれ自身は、
霊的中心太陽の光でさえもないし、
また、
実在しているとも言えない。

ブタが空を飛んでいる。
完全な無意味さを愛しているのは誰か？

私は誰か？
誰かとは誰か？

生前解脱を果たしても、
肉体がある限り、
欲望とカルマとがなくなってはこまる。

欲望は、現実という夢を仮作する。
だまされているのだ・・・
現実という夢に。
一切皆苦・諸行無常・諸法無我。
あらゆる個別性は苦である。
絶対確実なものは何一つない。
永遠不滅なる実体は存在しない。
これが、
だまされているという現実の
単純な論理的分析である。

真実の愛は、
絶体絶命なる虚無性を、
極め尽くさねばならない。

物質性から見れば、
神もまた一つの物質に他ならない。
神から見れば、
物質もまた一つの神性である。

ニルヴァーナも、
もちろん夢の戯れである。
これを知れば、
君は、君自身が久遠の人間であり、
君という人間性が、無限少の一細胞であったことに気づく。

体験という用語を使うのなら
とにかく、
ニルヴァーナは体験した方がいい。
なぜなら、
一切生類は、
ニルヴァーナから生まれ、
ニルヴァーナを再体験するために
あらしめられているからだ。
もっとも、
体験されたニルヴァーナは、　ニルヴァーナではない。

老子道徳経もまた、
純粋冥想からの手引きだ。
老子を読解する要領は、
老子が

戯れの微笑で、
老子五千言のメッセージを、
書いたのだということ。

山本玄峰老師は、
自身から息を止めて臨終したが、
その臨終の瞬間
「これで浮世狂言も終りだ。」と言ったとか。
終るはずもない浮世狂言が終るとは。
これこそ、
浮世狂言ではないじゃろか。

対外的あるいは対人的な神経過敏は、
君が、
実存としての感受性を守り抜いていながら

その正しさを疑うことからくる。

デタラメきわまりない、
社会性という、
欲望ルールを、
あまり信じすぎてはいけない。

個別性の世界から見れば、
すべては、二元対立であり、
その対立に終りがあってはこまる。
統合性の眼から見れば、
あらゆる相対は、相互扶助に映る。

肉体の栄養は食物である。

エーテル体という網状組織の栄養は呼吸によるプラーナ・気である。

アストラル体の栄養は、情念をともなう映像や言葉である。

メンタル体の栄養は、思索であって思考ではない。　思考とは、肉体頭脳の機能であるにすぎない。


思考には、欲望とその目的がある。

思索には、欲望を原因とする動機はあっても、目的がない。　この思索が一つの限界に達した時、直観が産まれる。　直観には、いかなる動機もない。


思考が、衣食住以外の実現不可能な快楽を目的とした時、ストレスが生じる。

したがって、冥想とは、思考を単に停止させることではない。


弱肉強食は真実だ。

弱きものは強きものとなり

強きものは弱きものとなる真実だ。
通常・考えられている弱肉強食と理解するなかれ、それは、修羅界の一種類の
真相にすぎない。

君そのものが一つの緊張である。
冥想とは、
完全なリラックスであり、
存在の全面的戯れだ。
だが、
そこに至るには、
限りない限りない限りない、
全面的努力と緊張がともなうであろう。

冥想とは、
思考を停止させることではない。

心の底から、
身体の底から、
考えに考え尽くすことである。

いわゆる大人と称する、
未成熟な大人たちが、
「君、それ考えすぎだよ」という。
本当の全身全霊な思索からしか、
決して成熟は、起こらない。

思考は、常に打算的である。
一つの問題が起こった時、
思考は、あらゆる手段で、
その解決を計ろうとする。
問題そのもの、手段そのものを、

決して見ようとしない。

人は、
物質的な豊かさを求めて、
一生、汗して働き、
さて暇になったら、
絶望して悪事に走るか、
頽廃の中に埋没するか、
人生の無意味さに自殺するのですか？

現代人の言う、
物質的豊かさとは、
一つの精神的慰安への欲望に他ならない。
なぜなら、
人間にとっての、

本来の物質的必要性とは、
単純な衣食住の充足にすぎないのだから。

衣食住の不足の中には、
自殺に至るまでの絶望はない。
あなたが、
どれほどまでに外的に豊かであっても、
あなたが、愛に変容するまでは、
あなたは、あなたという絶望の中にとどまる。

バビロニアもしくはカルデア占星術は、
その起源をアトランテス密教の中に持っている。
事実、黄道十二星座と、太陽系の太陽を含めた十惑星は、アストラル体内の十のチャクラやスシュムナー・コード上の七つの大チャクラと対応している。
それは、肉体内の七つの主要な内分泌腺に作用し、ホルモンのバランスを変化させて、ある特定の行動や感情や思考を人間に起こさせる。


絶対者のフォースは、三つの位相で働いている。

一つは、神ロゴスから人体内へ直続しているクンダリニー・エネルギー。

二つは、絶対者それ自身の全面的エネルギー・フィールド。

三つは、この次元の大自然界に充満しているプラーナ・フィールド。これは、あらゆる呼吸形式で吸収することができる。


絶対者の全面的エネルギー・フィールドとは、絶対愛のことである。

したがって、物理学で言う、空間・時間・物質・エネルギーは、単なる仮説にすぎない。


重力は、肉体には作用しても、エーテル体以上には直接には作用しない。

したがって反重力の秘密は、アストラ体以上の目覚めにあるだろう。

なぜ、エーテル体以上のボディもしくは知覚は、上昇するように見えるのだろうか？


クンダリニー・ヨーガによろうと、ニア・デス体験によろうと、
君は、今、肉体死を経験しつつある。

全世界は、未知と化し、
君自身さえも、まったく未知にいる。

肉体という枠は、冷たく硬くなり消滅している。

目覚めよ、知覚を鋭敏にするのだ！

純粋意識自身に、目覚めよ。

君自身という純粋知覚は、頭部から半球状に突出している。

彼方の光源に向って、三本の白銀色のコードを、下方の輝く球体（チャクラ）から、一つずつはずしていくのだ。

もし、君が、六個の輝く球体（チャクラ）から、光り輝くコードを純粋知覚なる頭頂の透明球へ引き上げることができれば、未知は、至高の解放として、透明球である君自身の上方に、光り輝いている。

透明なる光の光源に向って飛翔せよ！
今や、未知は、君自身の至上の故郷へと変容している。
神とは、無限の彼方の光源自身だ。
目覚めよ！
ジャンプせよ！
君自身が、遠い昔に出て来た発出源へ、今や帰る刹那が来ているのだ。
神とは、絶対の未知自身だ。

肉体・意識・現象・宇宙・・・
そのありとあらゆる出来事・・・
これらは、
すべて肉体に属するものにすぎぬ。
どれほど高尚な形而上学的悩みも、
肉体あってのものだねだ。

一般に、
クンダリニー・ヨーガは、
アストラル体を基点とする。
マントラ禅や丹田禅は、
エーテル体を基点とする。
公案禅や只管打坐は、
メンタル体を基点とする。

マントラ・ヨーガとは、
ある特定のチャクラを刺激する音を
心の中でくり返すものであり、
マントラ禅とは、
全身全霊で、任意の音を発声することにより、深い呼吸を誘発し、エーテル体
と肉体との生命力を一気に活性化しようとするものである。

マントラ・ヨーガも、マントラ禅も、一点集中によって思考の雑音を排除しようとする単純なトリックではあるが、マントラ禅の方が、精神安定剤よりは、生命力増強法としては、多少すぐれていると言えば言えるだろう。とりわけ、マントラ・シッディという爆発的な心身一如的な歓喜や感謝や念力の発現は、マントラ禅の方が、はるかに速い。

マントラ・ヨーガとは、怒った時には頭の中で百数えなさいということであり、マントラ禅とは、ランナーズ・ハイが起こるまで走り続けよ、とか「コカ・コーラ」と一心不乱に、ゲット・ハイになるまで大声で唱えろといったものだ。

悟りと迷いとは同じだけ真実だ。
それゆえに私達は、
悟りの方法だけを問題にすればいい。

悟りには方法がない。
悟りは悟りが開くしかない。
そこで、
迷える君は、
あらゆる方法を追い回し続ける。

タオとは、
タオでさえない。
それは、
人間的認識形式の消滅によって垣間見た存在的認識形式の一部分にすぎない。
だから、
タオという言葉がある。

この世の人間にとって、
最も重要なことは、

思考の停止などによって引き起こされる、神秘的な何者かを知ることにあるのではない。

現実として、
神秘そのものとしてあり続けている、
そのこと自体にある。

如何にして煩悩世界を滅尽させるか？
如何にして愛であり続けるか？
如何にして自我を死ぬか？
如何にして解脱を得るか？
これが
君達が学んでいるオカシナ・テクニックであり、
君達が遊んでいるオカシナ・トリックである。

人間自我は、全面的な絶望の、

その極限においても消滅する。
だが、
これは努力して到達するような、
シロモノではないし、
努力しないで到達するようなシロモノでもない。

人間自我が消滅すれば、
何もかもが消滅する。
そしたら、
君はどうすりゃいいんだ？
どうする必要もなく、
至福は、ただ、生きている。

底抜けのほがらかさに至らざれば冥想にあらず。
単純極まりない素朴さに至らざれば冥想にあらず。

余りのあたりまえさに至らざれば冥想にあらず。

七つのチャクラを
その本質とあらゆる側面から知ったのなら、
いかなる神聖な書物も俗悪な書物も、
もはや不要だ。

誰が、真実を体得できるものか。
イエスもゾロアスターもクリシュナも、
釈迦も老子も道元も空海も、
太郎も花子も猫もタバコも、
みんなみんな消え果ててしまったんだぜ。

君は、

心を捨て身を捨て魂を捨てて、
ただただ一つの真実を発見せねばならない。
なぜと問うなかれ。

あんたには、
この数限りない神々が見えないのかね。
バカモン！
悟りも迷いもあったためしはない。

この世とあの世の喜びのすべては、
絶対無から、
かぼそくチョロチョロ流れ出てくる、
小川のせせらぎにすぎない。

終りの時節が来た。

終りを精一杯、歓び楽しみなさい。
この宇宙が、歓びで破裂するほど・・・
終りの時節が来た。
終りを精一杯、嘆き悲しみなさい。
その叫びで、あらゆる宇宙が破裂するほど・・・

神の終りの時が来た。
愛が凍る時が来た。
終りの時を、
感謝して歓びなさい。
神の死は、真の神の始まりだからです。
愛の死は、真の愛の始まりだからです。

それが、
外的なものでも内的なものであっても

救世主には気をつけなさい。
〝タナからボタモチは落ちてきはしない。
うまい話にはウソがある。
急がばまわれ。〟
君自身がたどる道は、
君の心のすべてが、たどる道なんだ。

その道が、
君自身の道であるかどうかは、
その道の途上においても、
君が倒れても悔いがないこと、
それが君の心ある道だ。

わが国はこの世の国にあらず、
この世の国は影にすぎざるなり・・・

わが国はこの世の国なり、
あの世の国はこの世の影にすぎざるなり・・・
わが国はあの世の国にあらず
あの世の国は夢にすぎざるなり・・・
わが国はあの世の国なり
この世の国は夢にすぎざるなり・・・
わが国はニルヴァーナにあらず
ニルヴァーナはニルヴァーナにすぎざるなり・・・
わが国はこの世の国なり
わが国はあの世の国なり
わが国はマーヤーにあらず
マーヤーはマーヤーにすぎざるなり・・・
わが国はマーヤーなり
わが国はニルヴァーナなり
わが国はわが国にあらず
わが国はわが国にすぎざるなり・・・
わが国はわが国なり

わが国はわが国なればなり・・・

どうでもいいことだが、
君にそういう縁があったら、
君は見るだろう、
海の中に沈んだ、
大都市の影を。

君が、
おのずからウソをつけなくなったら、
君は本ものの超人だ。

死後の生命を自覚するとは、
単に不死性を獲得するということだけではない。

嘘という概念も、
暴力という概念も、
恐怖という概念も、
ただ、消失している。
そして、
最高の生き方を、
すでに生きている。

禅だけでは、
禅の大悟徹底だけでは、
おそらく、
絶対平和は不可能だろう。
絶対平和には、
クンダリニー・ヨーガの解脱による、
神聖なデリカシーを必要とするであろう。

すべてがオーケーだと考えたら、
すでに手遅れだ。
あなたは、もう、ほとんど救われようがない。

水晶のように透明に、
あるがままの素直さで、
何かに直面することによっても、
神は開示される。
直面するものは何でもいいのだ。

あなたは、
満足を求めているのではない。
絶対の満足そのものの中に、
消え果てたいのだ。

だが、
それは、あなたには断じて出来ないことになっている。

君という何らかの自覚が、
根本無明であり、
そして同時に、
神の戯れそのものだ。

余りにも激しい情熱は、
全面否定という完璧な明晰さを得る。
その明晰な静寂の中にも、
絶対者は、
開示されることがある。
この明晰な静寂を禅定と呼ぶ。

君が今、
どのような状態でいようと、
この今を
愛は、考えられないくらい愛している。

万象の一体性を、
万象の一体性から自覚することを、
禅では見性と呼ぶ。

現実として、一切万象の中に単独として存在しているものはない。重要なのは、
万象の一体性が、絶対愛だということにある。

丹田呼吸法とは、丹田息により上虚下実の丹田を作って、健康と生命力・気力

の増強を目的とするものである。　丹田禅とは、それに坐相と精神統一を加えたものであり、全身全霊的に修行せねばならない。

丹田禅の極致は、無想定である。
それは、人間として考えられる限り、最高の身心の状態を作り出す。
しかし、あくまでも、
人間として考えられる限りにおいてである。

一般に、禅定と三昧とは混同されている。禅定とは、あくまでも、個人性の最高の境地にすぎない。　それに対し、三昧とは、あなたや私が体験する状態もしくは境地ではない。　三昧とは、絶対者が、個人性を消滅せしめ、絶対者が絶対者に目覚めているそのことである。

あたりまえのことだが、
人間が、どのような境地に達して、
何かが、わかったとしても、
それによって、
人間性が救われることはない。
人間性自体が、絶対に救われぬようにできているのだから。
これが丹田禅の限界である。

もっとも、
丹田ができすぎて、
私は、大安心を得たなぞという、
ド低脳になった禅者はいるだろう。
その禅者に私は言う。
「大安心を得た、その私とは何ですか？」
だが、ド低脳になった禅者には、耳もない。あなたも一度調べてみた方がいい、耳がないのは、ド低脳の禅者ばかりではないから。

身心の機能が、最高の調和に至るのが、丹田禅ではあるが、
そんな調和なぞ、
これ！
にとって何の意味があるのか？

カルカッタの大通りで、
不可触賤民の若い女が餓死していった。
その顔は、
何と美しく静かに輝いていたことか。

丹田禅は、
メカニックなものにすぎない。
それゆえ、

老師もしくはグルの真価は問われない。
だが、丹田禅が、本当の公案禅に変容した時は別だ。

真実のクンダリニー・ヨーガのグルや、真実の禅の老師は、絶対者それ自身の受肉でなくてはならない。すなわち、一人のキリストでなくてはならない、一人のブッダでなくてはならない。

あらゆる人々の七つのチャクラは、完全に機能している。各人の違いとは、どのチャクラが、中心になっているかの違いだ。そして、サハスラーラ・チャクラが、中心になって生きている人を真人間と呼ぶ。

君は必ず、
失敗する時を持つだろう。
なぜなら、

失敗しない個生命はありえないからだ。
失敗を恐れる必要はない、
君は、一つの成熟するチャンスを得たのだから。　このことは、いかなる聖者や覚者や賢者も例外ではない。

愛は、よくあやまちを犯すが、
その傷跡を残さない。
生きて愛せ、
地上の何ものにも固着することなく。

丹田呼吸法や丹田禅や公案禅を修行する時の調息法は、初めは、呼吸音がしていてもかまわない。　呼吸音のする呼吸を丹念に行じ続けるうちに、おのずから呼吸音の消えた精妙な息が出現する。　この時の呼吸は、完全に静かなのにもかかわらず、通常のそれまでの呼吸より、はるかに長く、力強く、自然なものである。

完全な自由とは何か？
あらゆる現象を、
この世とかの世のすべてを、
包みつらぬいていて、
しかも、それぞれの現象自身なる愛だ。

ステップ・バイ・ステップというふうに、悟りを開くということは、ありえない。

個が、だんだんと全体に成っていくというのは妄想である。

全体しかなかったと目覚めるのが、悟りであり、私は、だんだんと全体と一つであることを悟り始めたというのが、迷いである。修行のプロセスが、どのように起伏にとみ長い苦闘の連続だとしても、悟りを開く時は、一瞬の内にである。

修行とは、それが、どれほど完璧で徹底的なものであろうと迷いである。

道元の言う「修証一如」は、証しかない道元にとっては真実だが、道元以外の人物にとっては、単なる観念による自己合理化にすぎない。

修行とは、それが、どれほど純粋なものであろうと迷いである。

悟りしかない立場から見れば、
一切万象は、永遠に修行している。

絶対者の目覚めが、「空」である。

絶対者の夢が、十界と「中有」である。

絶対者の熟睡が、「有」である。

「中有」と「有」とが、「色」である。

絶対者は、絶対無なるがゆえに、

「色即是空・空即是色」である。

また、絶対者は、絶対有なるがゆえに、
「色是色」であり、「空是空」である。

迷いが悟りになることはない。
迷いの位相は、永遠の迷いであり、
悟りの位相は、久遠に悟りである。

いわゆる神聖なる書物は、いくつあってもいい。君が、その書物に狂信しない限り、その一語一語は、君の悟りへの欲望を刺激する。

禅には、上昇という概念はない。
禅は、あくまでも無底の底への落下である。
ヨーガには、脱落という概念はない。
クンダリニー・ヨーガは、あくまで根源への上昇である。

禅も、ヨーガも、宗教ではない。　しかし脱落と上昇という概念を混同させてはならない。


禅は、神聖を肯定も否定もしない。

クンダリニー・ヨーガには、神聖という、ある種の感覚が、最後まで必要だ。

禅には、最終的には、根源という概念も、根源というリアリティーも不要なものとなる。

クンダリニー・ヨーガにおいては、根源への回帰が、その最終地点となる。

禅には、最終地点というものはない。

君は、
色即是空・空即是色で止まってはならない。
色是色・空是空こそ、
あたりまえの君だからだ。

禅は、生き尽くすことに重心がある。
クンダリニー・ヨーガは、人生を完全に終息させることに重心がある。

全体性の回復とは回復ではない。
あたりまえなことだ。
すべてが、完全だと言うも、
すでに手遅れだ。

愛情は、
あなたなしにはあり得ないが、
愛は、
あなたがあったら目覚めない。

禅の見性とは、万象の一体感のことではなく、万象の一体性それ自身のことである。
つまり、見性とは、愛それ自身だ。
全面的な愛の中では、修行には、いかなる努力もともなわない。
愛が、あなたをして坐禅せしめる。
ふと、ごく自然に、絶対無への脱落が起こる。

人が、絶対愛に目覚める瞬間は、激烈な場合のほうが多い。

この言葉が、
君にとって、
どんなにチンプに聞こえようと、
清く正直な生き方をしない限り
悟りは、開けない。

アメジスト・タブレット・プロローグ

クンダリニー・ヨーガにおいて、
死の彼方へのジャンプの直前に、
愛情と愛とが満ちわたっていない場合、
このジャンプの距離は、
たいしたことはない。

私とは誰か？
すべてが私だ。
すべてとは何か？
「何か？」とは何か？
これ何者ぞ？

禅の眼で見ると、
永遠とは、

時間も空間も現象もない絶対無それ自身。絶対無には、時間も空間も現象もないが、それ自身は無限である。したがって無限の広がりを想定してもよいが、その広がりは、空間ではない。それは完全に充足し、充実していて、その広がりの無限自身が唯一絶対に生きている、あるいは、その限りない広がり全部が、目覚めていると言ったものだ。額面通り、すべては、その絶対無の限りない広がり自身の中にある。あるいは、すべては、絶対無の限りない広がりから出て来る。あるいは、すべては、絶対無の限りない広がり自身だ。

クンダリニー・ヨーギ（絶対死者）の眼から見る永遠とは、無時間的全体者の全体であるとともに、過去も現在も未来も、常に変動している時空連続体のレヴェルとしても知覚することができる。

解脱への道は、全身全霊の日々の修行の上に、予期せずに訪れる、身も心も魂もすべてを投げ出してしまう一刹那の内に、一つのゴールに至る。おかしなことに、解脱から見ると、解脱への道なぞなかったことがわかるものである。

アストラ体でも、
霊体でも、
何でもいいから、
とにかく一度、
肉体から離脱してごらん。
君のかかえている重大問題なぞ、
肉体にすぎなかったことがわかる。
そして、
本当に肉体から離脱したことがあるなら、君は、初めて、真に生きる。

愛着は憎悪を内に含んでいる。
愛情は悲しみを内に含んでいる。
そして、全面的悲しみは、

愛へ変容する可能性を持っている。

純粋冥想の極致。
つまり人生の至高の戯れ方とは、
シャカのヴィパサナ
道元の只管打坐
老子の無為
クリシュナのクンダリニー・ヨーガ
ソクラテス・クリシュナムーティの産婆術
呂祖師の仙道
ダンテスのタントラ・ヨーガ
すずめのさえずり
といったところだろう。

正しい冥想法は、

一番安全で一番危険な道だ。
率直で無理のない気の長い道だから安全で、結局、人間自我の終わりまで行かざるを得ないのだから危険だ。
しかし、どうして人間自我の消滅が、危険なのだろうか？

君などどうでもいいから愛自身なのだ。
君なぞあったためしがないから自由なのだ。
君がないことが智恵であり、
絶対無とは、君自身だ。

権力中毒は不安に至って終わる。
セックス中毒は虚しさに至って終わる。
麻薬中毒は衰弱に至って終わる。
ところが、
神中毒ときたら

永遠に終わる見込みはない・・・

腰を入れて定力をつけよ。
尾骶骨を燃え上がらせよ。
ムラダーラの中のクンダリニーには、
君とこの世とのクサレ縁をほどく、
無限のパワーが秘められている。
そして、もちろん、
無限の地獄も。

神から見れば、
君は地獄を避けて通り抜けるわけにはいかない。
地獄とは、あらゆる個生命達の欲念相続のことだ。
地獄とは、花開く直前のツボミのことだ。　今や、君が地獄だ。

人間自我という欲望には、いかなる解決もない。そこで、解決不可能を徹底させて、全体性の愛自身に目覚めるか、それとも、自我と肉体とを死滅させるかということになる。あらゆる宗教は、以上二つの方法論の観念体系、もしくは、イデオロギーである。
禅とクンダリニー・ヨーガは、この二つの現実的実践方法である。

絶体絶命のダメージやアクシデントによっても、
エゴは、消滅しはするが、
発狂か死か悟りか、
そのどれが起こるかは、保証の限りではない。種子からいきなり花は咲きはしない。

尾骶骨に、心持ち力を入れ
起こっている内外の現象のすべてを、

知覚し続けなさい。

この全体は何か？

何か？とは何か？

知覚し続けるのみです。

尾骶骨は、人体内部の渇望の源泉であるとともに、この世全体との接続点である。　純粋知覚・純粋エネルギーなるクンダリニーは、尾骶骨をジャンプ台とする。

そして、ジャンプするスイッチは、
全体知覚の絶対未知性にある。

君は、君を含めて知っているものが何一つなくなるまで、全体を知覚し続けなければならない。　しかも、鋭敏に油断なく。

世界の虚構性が崩壊し、未知のみが唯一のリアリティーになる時、君の頭頂から透明な半球体が光り出す。　その時、スイッチが入り、頭上からガイドがやって来る。

君は、そのガイドの声なき声の指示に従って、肉体という洞窟から外へ、自由な光り輝く故郷へ帰っていく。

無上の垂直道を上昇せよ、

光り輝く
神自身の中心へ、ジャンプするのだ。

一つの時が満ちた時、
なにもかもが、
得体の知れぬものと化す。
それはもはや、
恐怖でさえない。

故郷へ帰ること、
それを、人は死と呼んで恐れる。

クンダリニー・ヨーギが、究極の解脱を果たしても、なお肉体を捨てないで地上を生きる場合、クンダリニー・ヨーガは、禅となって完熟する。

また、禅は、クンダリニー・ヨーガを理解する必要がある。　事実上の肉体死について禅は、無関心すぎる。

ブラフマ・ランドラは、
大いなる死の入口、
ムラダーラ・クンダリニー・プラクリティー・サンサーラは、大いなる生。
サハスラーラは、個別性としての至高の開花ではあるが、死即生の全体者自身の目覚めまでには、まだ遥かな道のりが残っている。

只管打坐という冥想法は、
タントラ・ヨーガの一方の極点であり、
クンダリニー・ヨーガと見事な対極をなしている。　人類史上、これほど完成されたメソッドは、もう出ないであろう。

ソーマ薬草は、
神経生理機能にカルマを残し、
カーマ・ヨーガ（房中術）は、
女性に対するカルマを残し、
坐禅は、
禅味に味着するというカルマを残し、
解脱は、
あらゆる俗界にカルマを残す。

七つのチャクラを通過し、
七つのローカを通過したとしても、
禅の十牛図をたどり尽くしたとしても、
それが、すべてではない。

人間にとって、

死は生の断滅に見える。
死から見ると、
生は、死のかけがえのない一部だ。

カーマ・ヨーガ（房中術）は、
冥想的観点から見ると、
男性側の修行法に属する。

一般的に、
女性のエゴは、
失神にまで至る無数の性的オルガズムと、
男性への愛着から愛情への成長か、
最愛の男性の子供を出産し養育することにより、ほとんど完結する。

一般的に、
女性の失神にまで至る、
全身心的オルガズムは、
相手である男性に対する、
全面的な愛情と信頼なしには起こり得ない。

カーマ・ヨーガ行法要領。
1、相手となる女神は、処女か、あるいは純真な心の持ち主でなければならない。
2、少しのこだわりもない全面的な愛情関係でなければならない。
3、女神には、失神または熟睡に至るまで何回でもオルガズムを与えねばならない。
4、男神であるカーマ・ヨーギは決して射精してはならない。
5、性行為終了後、冥想修行に入る。

この終末の時期には、
自己に正直であること――
これが、冥想修行に必須の態度となる。
なにしろ、
自己が何であるかもわからないのだから。

私が、どのような生き様をしようと、
私という何者かは、一回限りの生を生きている。
転生というものは、あるにはあるが、それは、心霊学的なものではない。
いずれにせよ、
一度しかない人生なのだ。

あらゆる出来事も存在も、
すべて一回限りのものであり、
連続性とは、観念的虚構にすぎない。

アメジスト・タブレット・プロローグ

虚無に直面し切れない不安が、
性欲という観念を形成する妄想であり、
問題なのは、
セックスという精神的欲望を、
愛情という一つのリアリティーに
いかにして変容せしめるかということだ。

地獄とは、
理想を実現しようとする、
精神的な欲望以外にはない。

誰が、
私とは誰かということを、

知りたがっているのか？

ニルヴァーナとは、
あらゆるものの終極のことだけではない。
それは、
あらゆる生命達の久遠の始まりである。
この時でない時に、
あらゆる宇宙生命達が、
あらゆる多様多元のリアリティー達が、
終りながら始まっている。

部分を、いくつも調和せしめても、
全体性の調和は、決して起こり得ない。
全体性の調和は、全体性の調和以外からは決して起こり得ない。
セラピーとしての冥想メソッドと、

純粋冥想の決定的な違いが、ここにある。

現象しているあらゆる形象は、
すべて根本無明によるがゆえに、
消えることのない根源的渇望の相続を、
内に秘めている。

何もかもなしということは、
何もかもなしという絶対充実である。

フリーセックスとは、
最も強度の性的抑圧である。
あなたが、セックスの、
神秘的恐怖に直面しないから、

オルガズムがないのだ。
あなたが、死の、
神秘的恐怖に直面しないから、
エクスタシーがないのだ。

社会とは虚構にすぎない。
現実にあるのは、
様々な人間関係である。
人間関係とは、様々な欲望の取り引きである。
人が、現実を現実として見るのは、欲望の取り引きが、何らかの障害に破滅した時である。
現実を現実として見る時、
愛が出現する余地が産まれる。

ある種の人々にとって

悟った人が病人に見えることがある。
もともと、
あなた一人には、
何が正常で何が異常か、
さっぱりわかっていないのだ。

君が、
君自身を手に入れることは、
絶対に不可能だ。

恐怖を恐怖すれば、
恐怖という恵みをだいなしにしてしまう。

愛情とは、

あなたという欲望の、
最初の変容である。

マントラ禅と丹田禅は、
最もシンプルで、完成された
ボディ・マインドのセラピーである。
ここで、体験される身心一如は、単に身心一体の健康調和ということであり、
ここで、体験される宇宙意識は、単にあなたの全存在に対する肯定感にすぎない。
すなわち、絶対愛ではなく、あたりまえな人間的愛情の高揚である。

マントラ禅や丹田禅は、一つの上達構造を持つ。それに、熱心に長時間の訓練をあてれば、それだけ上達も、完成も速い。

五体健全で、身心の調和がとれ、愛情豊かな人間性が出来上がっても、肉体死の問題や、存在そのものの問題は、解決不可能である。

公案禅や只管打坐やクンダリニー・ヨーガには、上達ということは、あり得ない。

また、
人間的意味での完成ということもあり得ない。

クンダリニー・ヨーガは、人間の肉体と精神の現実の死を、解明する。
公案禅や只管打坐は、存在と非在自身を、解明する。

時間とは、
君の見ている観念もしくはトリックである。
それ故、君は、

正確に必要なだけの時間を、
忍耐せねばならない。
君には、
正確に必要なだけの時間を知ることはできない。

真実の公案禅は、只管打坐になる。
真実の公案とは、あなたという渇望自体から発した、解決不可能な唯一の問題
である。
この全体性とは何か？
これは何なのか？
存在とは何か？
私とは何か？
わたしのわとは何か？

もし、あなたが、幸福に、この世を生き尽くしたら、

あなたは必ず、
死と存在とを問う時節を持つ。

肉体・エーテル体・アストラル体・メンタル体・コーザル体が、死に果てれば、
アートマンは、ブラフマンに直結する。
死とは神である。
神とは、七つ、もしくは十の無限次元を持つ全体者それ自身のことである。
創造の光とは、この全体者の中心次元のことである。

あらゆる神秘体験は、
君の記憶を豊富にすることだろう。
そして、
その記憶の豊富さは、
君を束縛する。
神秘体験とは、それが体験である限り、

高価な物質に他ならない。

空とは、体験ではないし、
まして、
神秘体験とか、実在体験とか、宇宙意識の体験なぞといったガラクタでは、
断じてない。

空もしくはニルヴァーナとは、
身心脱落であり、全体脱落である。
宇宙脱落であり、絶対者脱落である。
空もしくはニルヴァーナには、
どのようなものの痕跡もない。
神もしくは絶対者のあとかたさえもない。
しかも、
それは、目覚め切っている。。

充実し切っている。

人間の死ではなく、
自分自身の死滅を本気で思いなさい。
そこに、
禅定が生ずる可能性がある。

自分自身の、
あらゆる側面を、
完全に自覚することによっても、
禅定は、起こり得る。

禅定とは、
完全に透明な明晰性の中に、

ただいるということか、（有想定）
いるということもない一つの完全に透明な空白である。（無想定）
その禅定の中に、
全体性は目覚める。
神は目覚める。
絶対愛が、ありとおしであったことに目覚める。　これが三昧である。
したがって、
すべてのすべてが三昧である。（有相三昧）

冥想における禅定とは、
君の身心の状態の深淵にすぎない。
三昧とは、
神のあたりまえな身心である。
それゆえに、
冥想が冥想を冥想している以外に、
この世にもかの世にもどのような世にも、

何一つとして例外的なあり様はない。

ブッディズムの「空」
禅の「無」
老子の「タオ」
トルテック呪術の「ナワール」
などの名前は、概念や観念を否定しようとしてつけられた名前だ。
したがって対象的なものにはなりえないから、君の人生のささえにはならない。
それに対して、
古神道の「神」
イエスの「エホバ」
バクティ・ヨーガの「クリシュナ」
マホメットの「アラー」
ゾロアスターの「アフラ・マツダ」
マントラ・ヨーガの「オーム」
などの名前は、対象的なものになりえるから、もしそこに祈りが含まれていれば、君自身の感情やアストラル体を浄化する作用があるから、多少は、君の人生のささえになる。
しかし、一つのささえに固執すれば、君の人生が、ゆがんだものになる可能性が、つねにあることを忘れてはならない。
もっとも、
全体性は、ゆがんだものも必要としてはいる。

今・ここにいることは、
君にできることではない。
君に、
今の中に完全にいることが起こったら、
余りの無気味さに圧倒されてはならない。
余りの未知・余りの神秘。
それは決して理解することはできない。
その時、すべてが開示される可能性を得る。

生と死・闇と光は相補的なものだ。

もっとも、修行中のクンダリニー・ヨーギにとっては、死の方が生よりも明るく感じられはするが。

白呪術と黒呪術とは、
相対的なものである。

相補的なものである。

したがって、ブラック・マジックは、ホワイト・マジックに包含されている。

その本性上、
死をことさら憎悪もしくは恐怖するものを、ブラック・マジックという。
従って、
現代商工業都市文明は、
ブラック・マジシャンの集団である。

死を恐怖するがゆえに、
黒呪術は、真正の孤独を嫌悪する。
それ故、
君が、たとえ一人きりでいようと、
他人の眼を気にし続けている限り、
君は、黒呪術師か、またはその卵である。

西洋科学は、
物質という虚無を分析応用する知性であるから、一つの呪術であり、
思考という物質が、主人になっているから黒呪術である。

永遠を通じて、
ただ一度だけの全面的絶望は、
君が欲望以外の何ものでもないにもかかわらず、君自身が、神であるがゆえに
起こる。

人間にとって、
ベター・ハーフとは、異性の魂と身心である。
ベスト・ハーフとは、死である。

セックスの諸問題を、
解決する方法は、
本当に心の底から、
ただ一人の愛人を愛し切ることにある。

堕落と管理化は、同じものであり、
これが進行すると、
本当の恋愛も、
本当の一家団らんも、
本当の遊びも、
本当の仕事も、

本当の芸術も、
本当の冥想も、
つまり、　あらゆる幸福は消え去ってしまうであろう。

純粋冥想は、
あらゆる生きる目的の喪失か、
あらゆる生きる目的の到着点であり、
現代人の大多数にとっては、
もっともクダラナイものであり、
神にとっては、
愉快極まることを知らない・・・

純粋冥想とは、
果てしなき修行であり、
限りなき戯れである。

神と悪魔
悟りと迷い
愛と愛憎
智恵と思考
解脱と欲望
ニルヴァーナと根本無明
これらは、相補的なものであって、
相対的なものではない。

神にあって、
いかに悪魔を戯れるか。
これが君の、
人間としての全使命である。

神様という、

単純明快にして、
完全円満なる何ものかが失われたので、
ブッダなぞというコワッパが、
シチメンドクサイ教理や修行を、
でっちあげざるを得なかったのだ。
ああ、シチメンドクサイ！

私という感覚は、明らかに全体という知覚と別個のものではない。にもかかわらず、私という単独の感覚は残り続ける。この私という単独の感覚自体が、拡大するにつれて、退屈・不満・不安・恐怖などになる。つまり私という感覚の明瞭さ自体が、苦である。私とは、すでに欲望であるがゆえに空虚なのだ。そこで、私は、この空虚なる私を忘れようとして行為する。そして、行為の中に何らかの満足感や快楽を発見すれば、私という感覚は、減少もしくは消えたように感じられる。

しかし、満足感や快楽は、一時的なものであるから、一人きりになると、私は空虚感となって再びあらわになる。

つまり、私という欲望は、喜び苦しむために生きる。
これが、人生であり、それは、私が死ぬまで続く。
生きている間に、死ぬということ、これが純粋冥想である。

生きている現実の中に、
ただ一人いること、
いかなる願望も期待も無意味だと知って、
ただ一人、空虚感の中にいざるを得ない時、私という感覚が、自消自滅する余地を持つ。その時、生きる意味全体があらわになり、それは同時に死の意味全体を明白にする。

私は、必ず死滅する時を生きている。
私という感覚は、死滅の彼方から出て来た。にもかかわらず、人は死を恐れるらしい。なぜ、死を恐れるのだろうか？

死が何であるかわかれば、生が何であるかわかる。そこに絶対平和や絶対幸福がある。それらが、わかったところで、私という欲望が、喜び苦しむために生きることに変わりはない。しかし、そこには、純粋冥想が、通底している。

純粋冥想を生きること。

それ以外に、この人類が、戦争もしくは破滅するのを避ける道はないだろう。

それは、また、あるがままを生きるということに他ならない。あらゆる観念・信念・思考を超越して生きること、それが、あるがままに生きるということである。

あなたは、あなたの全渇望を、あなたのあるがままの探究に燃やし尽くさねばなるまい。

神は、恐怖で失神するほどの、

ジョークやトリックやアイロニーが好きだ。

だから神は悪魔でもある。
この戯れ自身が、
自分自身に目覚めること、
それを、
解脱・大悟・ニルヴァーナなどと名づけているらしい。

覚者というイタヅラ者が、
世に出て来ては、
世の人々を惑わするかな。
惑わされなかったら、
惑いつづけるばかりだ。

神も消え果てた。
もう誰一人、
神を知らない。

神が神を神している時には・・・
二万五千年サイクルにわたる、
アメンティー・タントリズムの
全使命も、
今、ここに、完結する。

三神歌——

われもなくうつし世もなくなにもかも
夢の中なる夢のたわむれ

われもなくうつし世もなくなにもかも
神の中なる神のあらわれ

われもなくうつし世もなくなにもなく
なにもかもなしなにもかもなし

プロローグのエピローグ

冥想十字マップ

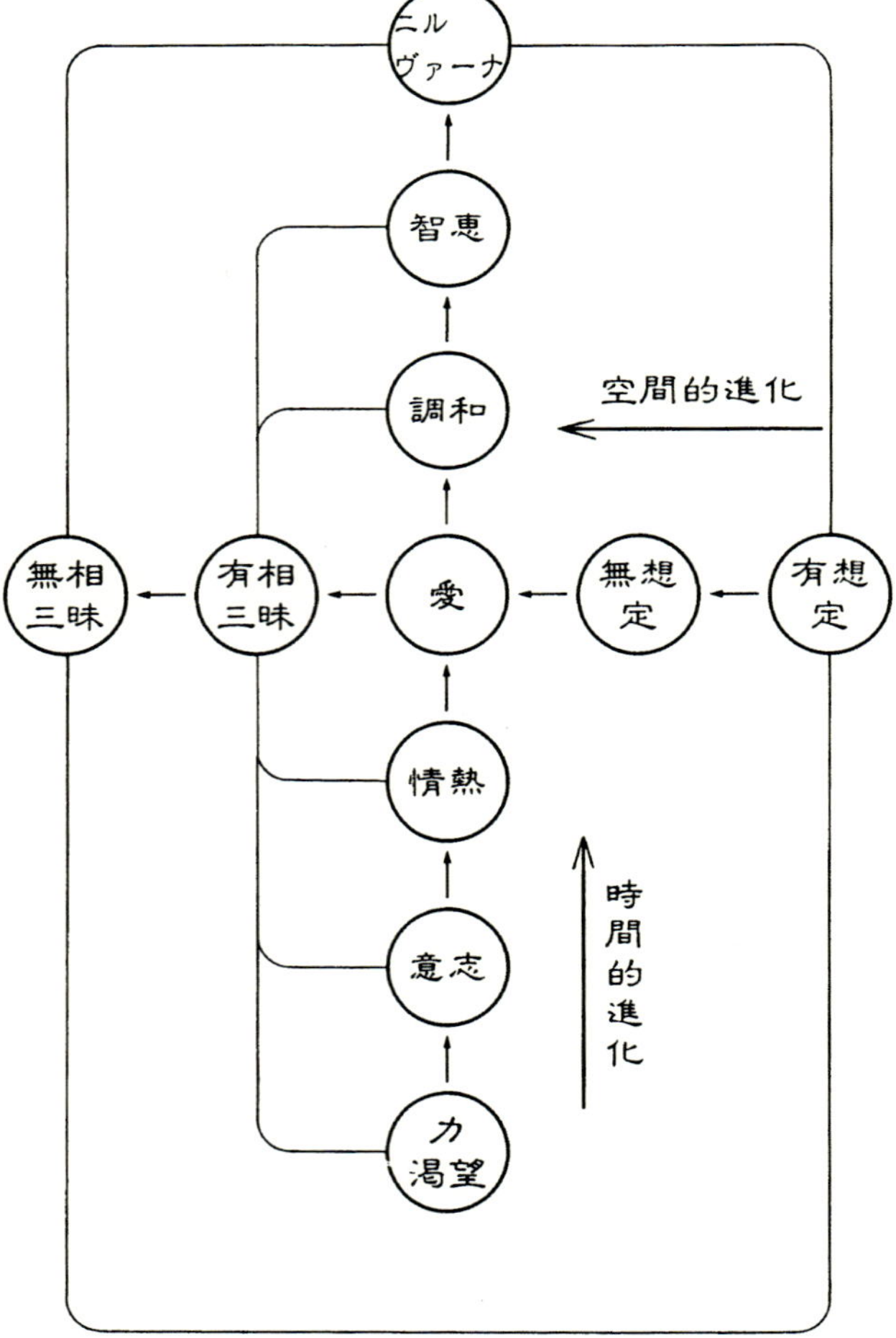

冥想十字マップ狂言

空間的進化とは、
あなたが神へ回帰していくプロセスの
非空間的狂言である。

時間的進化とは、
神の七つの身心の
非時間的な歴史の遊戯である。

ところで、
ニルヴァーナの概念的理解によって、
あなたが、
ニルヴァーナであることに気づくはずはないのだから、
私は空間的進化の概念についてだけ、
狂言すればよい。

あなたの空間的進化とは、
そのまま非時空連続的な深化であり、
単純に言えば、
坐禅あるいはクンダリニー・ヨーガの修行のことである。

坐禅冥想には、
それ以外の冥想でもよいが、
次のようなステップがある。

ステップ1・有想定
仏教なんぞでいう欲界定と四色禅定のこと。
単純に言えば、平静さ・さわやかさ・注意深さ・やわらかさ・歓び・直観・幸福感・清らかさ・安心感・静けさ・力強さなどなどが、
ある調和した身心として生じているということ。
低級あるいは、実用的なポピュラーな神通力なんぞは、欲界定あたりで起こり得る。

ステップ２・無想定
仏教なんぞで言うところの四無色禅定のこと。
すなわち、
空無辺処定・・・限りない広がりがあるという意識。
諸無辺処定・・・あらゆるものが限りない広がりにあるという意識。
無所有処定・・・何もかもがないという意識。
非想非非想処定・・・何もかもがないという意識もないという状態。

ステップ１・有想定と、
ステップ２・無想定とは、
あなたが修行することによって、
あなたが体験することができる。
しかし、
有相三昧と無相三昧は、
あなたの体験ではない。
単純に言えば、

三昧とは、そこに絶対者の
七つの顔・七つの次元・七つの宇宙、
七つの絶対、七つの全体、
七つの冥想が、冥想している、あるいは、冥想していないという、
そのことであり、このことである。

したがって、
あなたが、もともと、
ありもしないことにより、

非ステップ3・有相三昧

絶対者が絶対者だ。
絶対者があなただ。
全体が全体に目覚めている。
全体があなただ。
絶対者が絶対の力だ。
この絶対とは絶対に絶対なのである。

絶対の意志は、全体の生命だ。
絶対の情熱は、全体の至福だ。
絶対の愛は、全体の慈悲だ。
絶対の調和は、全体の自由だ。
絶対の智恵は、全体の覚醒だ。
一切万象、多様次元自身が、
目覚めている。

非ステップ4・無想三昧
闇の夜に鳴かぬカラスもない。

父母未生以前の本来の面目もない。

仏教なんぞの滅尽定でもない。

禅なんぞの無でもない。

隻手の音声なんぞ夢のまた夢
ヨーガの解脱なんぞでもない。

いわゆる概念的には、ニルヴァーナのことだが、真のニルヴァーナは、いかなる概念内容も持っていない。

これは、
完全に生きている。
これは、
完全に死んでいる。
これは、
生きても死んでもいない。
これは、
初めであり中間であり終わりである。
これは、
初めも中間も終わりもない。

ここまで来たら、
ついでに、
時間と空間に分割できぬ、
神の非時間的な歴史的進化についても、
狂言しよう。

アトランテス密教・アメンティー・タントリズムでは、アトランテス文明を人類の初めとする。
したがって、人類進化の周期は、
第三周期から第九周期までの、
七つのステップを持ち、
第十周期は、
新しい鳥の、
第一周期となる。

第三周期

力とは肉欲のことであり、肉欲とは、根本無明の渇望のことである。
力の鳥は何かを求めて鳴く。
（肉体は、肉体を求めて行為する。）

第四周期

意志とは生命意志のことである。

生命とは意欲のことである。
生命の鳥はあたりまえに鳴く。
（それゆえ、汝は世界を生きる。）

第五周期
情熱とは権力欲のことである。
権力欲は愛憎を通過して、
愛情に変容する可能性を持つ。
情熱の鳥は甘美に鳴くが、
今や激しく叫ぶ。
（叫びは、一つの産みの苦しみだ。）

第六周期
愛とは、あなたさえも含んだあらゆるものである。
愛の鳥は石ころの微笑だ。
いつまでも、あなたの死を待っている。
（神は悪魔とファックしている。）

第七周期

調和とは、本当の自由だ。
自由とは、闇の夜のカラスだ。
自由のカラスは恐ろしい静寂の中で、
大声で笑って世界をくだく。
（沈んだ大地を嘆くなかれ。）

第八周期

智恵とは、無限の光だ。
無限の光は、無限の直観だ。
智恵のイーグルは、
柔和なるハトに変容しようとしていて、
すべての終りをも慈しむ。
（終息とは、何か新しいものへの予感だ。）

第九周期

もともと語るべき鳥はいない。
（何と多くの鳥達が戯れていることか！）

第十周期
サイクル・クンダリニー・ニルヴァーナ・マーヤー、果てしなき空即是色。
（限りなき空の中に、新しい鳥が、密かに降りて来る。）

浮世狂言は語られ続けている。
あの世狂言も語られ続けている。
あらゆる時と場に、
まるで、
狂言ではないかのように。
いくたびとなく・・・
いくたびとなく・・・

さて、狂言まわしは、このぐらいにして、私達人類の緊急課題をここに提示する。
それは、いかに戦争をなくして、
平和を得るかではない。
政治経済の混乱でも、
人間性の超管理化や堕落の問題でもない。
エネルギーや公害の問題でもない。
人類の最終的目的や意味や価値の発見でもない。
現代物質科学文明の崩壊でもない。
それらは、症状であって、病因そのものではない。　それ以前の根本原因が、
人間の内にあることの結果にすぎない。
私達人類全員は、この私という根本原因を、何よりも先に、探究せねばならない。
私とは何なのか？
私の死とは何なのか？
私の生とは何なのか？
この究明は、いかなる観点を持ってしても解答を出すことはできない。　あら

ゆる観点と立場が、すでに、私という欲望の混乱だからである。

にもかかわらず、私の正体を開示しない限り、私達人類は、とめどもない混乱と崩壊の中に悲惨な死滅を死滅するだろう。

私達は、何はさておき、私自身というこの根本前提の暗黙の了解を否定して、私とは何かを、まったく新しく究明し直さねばならないのである。

これが、この終末の時代の全人類的な最重要問題なのだ。

私の正体を見破り、
神に目覚めるのだ。

生きている
それで充分なのだ
死んでいく
それで充分なのだ

なぜなら
太陽がどれほどの大きさだろうと
私という中心太陽から見れば
爪のアカにも
相当しない

まして
本当の私が
神に

光あれと命じたのであれば

編者あとがき

師がこの世を去った今、編者としての言葉というようなものを書く必要があるかとは考えたものの、師の愛の表現を、補足・説明する等々のことは到底できないと思い、ただただ、残された言葉を、できるだけ正しく伝えることに徹しようという結論に達した次第です。

そこで、唐突かもしれませんが、〝編者後記〟といったものに代わり、師の最晩年の遺稿をここに追記することによって、〝あとがき〟とさせていただきたいと思います。

——師ダンテス・ダイジの意思に基づき、
その大悲大慈がより正しく
伝わらんことを祈りつつ

編　者

編者あとがき

21世紀への賛歌

もはや、すべての苦しみと悲しみは
過ぎ去った。
今と同じように
21世紀も
まったく新しい
楽園となるだろう。
疑いの余地なく・・・
福生の飲み屋町は真夜中を迎え
それゆえ
永遠の光は輝き続けている。
あなたの愛がすべてであるように
21世紀の光もまた
あなたにおいて花開き続ける。
この大いなる死のなつかしさにおいて・・・

21世紀とあらゆる時代に限りない感謝をこめて
DANTES DAIJI

この世とは、
女性との
愛情とセックスである。
社会人の生活とは、
このマハー・マーヤーを土台にしている
したがって、
一人の女性との愛情が終わることは、
社会や世俗的なことがらの
終わりを意味する。
ここに、
ヨーガが始まる。

あらゆるタブーを
もう一度

見直せ。
そこには恐怖があり、
恐怖からの解放がある。

それがそうであり、
これがこうであるのなら、
もっとも素直に
直面していく以外にない。

個別性
主体と客体
すべて二元相対性のあるところは
本源ではない、
しかし、真実だ。

自我と欲望の全性質を知り尽くし、
その上に
完全なる全体者に目覚めない限り、
人類は
つねに盲人同志の争いを続ける。

それについての
これについての
概念的理解は何の役にもたたない。
言えばみな誤解をうむ。

マインド・コントロール
フリーメーソンのプロジェクト
とりわけ人のよい日本人には、
理解し難いことだろう。

だが、世界中の群盲達が、
それをトリックだとしらずに、
自己主張の対立と
国家主張の対立による戦争に向っている。
巧妙きわまりないトリックに
のせられないためには、
人は、欲望を超越した真実を
発見せねばならない。
あなたが世界だ
あなたが変容すれば世界も変容する。
それは、主観的なことでも
客観的なことでもない。
余りにシンプルな事実だ。

タントラとは
トータルという意味で、

インテグラルということではない。
タントラ・ヨーガは、
あらゆる固定観念・イメージを、
分解して、
すべてとあらゆるリアリティーに
探究と挑戦をおこなう。

神自身の化身が
神を忘れる
ここが面白いところだ。

ヨーガとは、
あらゆるリアリティーを
総合的に楽しむ
楽しみそれ自身だ。

それは総合であって統合ではない
統合は
すでにある、
いたるところに！

本性
忘れた人間は、
決して
本性を
忘れ果てはしない。
しかし、
本性に帰るには、
いのちがけの
行為が必要であり、
そこには、
人間の苦は

もうない。
生きることが
耐えることだと
あきらめのつく人は
それでいい。
だが、
完全を
絶対至福を
求めざるをえないほど
苦悩している人には、
自己と世界を捨てて
そこに到る道すじがある。
だが、
その完全なる智恵と愛のやすらぎとは、
現代人にとっては、
危険きわまりないものに
なったようだ。

自殺もまた
完全なるやすらぎへの
あこがれなのだろう。
人類よ
気づけ！

ありがとう
すべての
ありとしあらゆるものよ・・・

著者略歴

ダンテス・ダイジ導師

タントラ・ヨーガ・グル　　坐禅老師

俗名……雨宮第二

略歴……一、一九五〇年二月一二日

東京に生まれる。

二、もの心ついて以来、誰に教わることなく、坐禅冥想を続ける。

三、十七歳、六月二六日、神に目覚める。

四、十八歳、道元直系の只管打坐により、身心脱落、大悟徹底。

五、以降、古神道の大要を体得する。

六、臨済宗において、見性を許される。

七、インドにおいて、ババジ直系のクンダリニー・ヨーガの究極の解脱に達する。

八、一九八七年一二月一一日、遷化する。

著書……「ニルヴァーナのプロセスとテクニック」　森北出版

「超宗派的冥想」等

アメジスト・タブレット・プロローグ
©佐藤のり子 1989

1989年5月2日 第1版第1刷発行
2012年10月30日 第1版第4刷発行

定価はカバーに表示してあります.

検印省略

著者 ダンテス・ダイジ
発行者 森北博巳
印刷者 櫻井龍昭

発行所 森北出版株式会社
東京都千代田区富士見1−4−11
電話 東京(3265)8341(代表)
FAX 東京(3264)8709
振替東京 1-34757 郵便番号102

日本書籍出版協会・自然科学書協会・工学書協会 会員

落丁・乱丁本はお取替えいたします.

印刷 エーヴィスシステムズ/製本 協栄製本

ISBN978-4-627-98210-9

Printed in Japan

JCOPY <(社)出版者著作権管理機構 委託出版物>

アメジスト・タブレット・プロローグ［ＰＯＤ版］
©佐藤のり子 1989

2017年10月25日　発行

著　者　ダンテス・ダイジ

発行者　森北　博巳

発　行　森北出版株式会社
〒102-0071
東京都千代田区富士見1-4-11
TEL　03-3265-8341　FAX　03-3264-8709
http://www.morikita.co.jp/

印刷・製本　ココデ印刷株式会社
〒173-0001
東京都板橋区本町34-5

ISBN978-4-627-98219-2　Printed in Japan

JCOPY ＜（社）出版者著作権管理機構　委託出版物＞